100种简易舒眠法

主　编　刘丽萍　杨岚岚
副主编　刘贺　高申
编　者　窦斐　高申　韩威
　　　　刘贺　刘丽萍　齐超
　　　　杨岚岚　徐艳玲

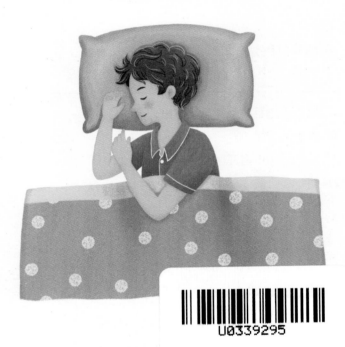

U0339295

天津出版传媒集团

天津科技翻译出版有限公司

图书在版编目（CIP）数据

100种简易舒眠法 / 刘丽萍，杨岚岚主编. — 天津：
天津科技翻译出版有限公司，2022.7
ISBN 978-7-5433-4219-4

Ⅰ．①1… Ⅱ．①刘… ②杨… Ⅲ．①睡眠障碍－治疗
Ⅳ．①R749.7

中国版本图书馆CIP数据核字（2022）第051807号

100 种简易舒眠法
100 ZHONG JIANYI SHUMIANFA

出　　　版：天津科技翻译出版有限公司

出 版 人：刘子媛

地　　　址：天津市南开区白堤路 244 号

邮政编码：300192

电　　　话：（022）87894896

传　　　真：（022）87893237

网　　　址：www.tsttpc.com

印　　　刷：深圳市雅佳图印刷有限公司

发　　　行：全国新华书店

版本记录：880mm×1230mm　32 开本　5 印张　150 千字

　　　　　2022 年 7 月第 1 版　2022 年 7 月第 1 次印刷

　　　　　定价：39.80 元

（如发现印装问题，可与出版社调换）

前言

　　睡眠是人类基本的生理需求，也是人体自我修复的必要过程。在紧张的劳作之后，人们通过睡眠消除疲劳、恢复体力、焕发生机。关于睡眠，你了解多少呢？

　　脑科学研究显示，睡眠不仅是简单的活动停止，更是维持高度生理功能的适应行为和消除疲劳所必须的生理活动。拥有良好的睡眠，醒来时才能充分发挥大脑的信息处理功能。

　　充足的睡眠不仅可以帮助我们消除疲劳、恢复体力，还能清除大脑代谢废物、增强免疫力、增进记忆力、促进生长发育、保持肌肤活性、延缓衰老、保护心理健康。

　　但睡眠不足、睡眠质量不佳，依然是不少人生活的真实写照。很多人一直忍受着各种睡眠问题的困扰，如长时间无法入睡、入睡后极易惊醒，以致很多时候都不能好好地睡一觉。但是很多人都认为这并非异常情况，因此也常常不以为意。殊不知，常见的失眠、嗜睡、打鼾、做噩梦等睡眠问题不仅降低了生活质量，而且严重威胁着我们的身心健康。

　　如果你也被这些睡眠问题所困扰，就翻开这本书吧！它将以图文并茂的形式向你介绍 100 种简单有效的舒眠方法，让你抛开对睡眠的误解，了解睡眠的原理，改善自己的睡眠。

　　你能睡得好，是我们的愿望。

目 录

第一章 中午睡一觉，大脑更高效

第二章　晚上睡不着，这样来应对

第三章 **改善睡眠环境，助你一夜好眠**

第四章 改变生活习惯，提升睡眠品质

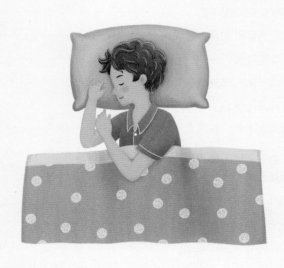

中午睡一觉，
大脑更高效

本章教你午间小睡的方法，
帮助你高效午睡，快速恢复能量，
在下午的工作中游刃有余！

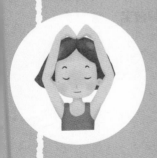
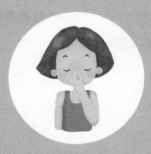
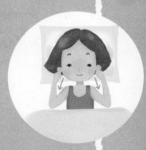

中午没有困意的解决方法

001 大脑需要适当的休息

人体有一种调节机制叫"生理节奏定时系统"，它就像一个精密的调节程序一样，随着昼夜更替而开关体内的某些基因，让人产生睡眠需求，以确保人在适当的时间进入睡眠状态。比如，当夜晚来临，它会让你产生睡觉的欲望，而在白天则不会有这种情况。

但在当今社会，工作节奏和生活节奏都比较快，人很难从早到晚保持精力充沛的状态。经过一上午的学习或工作，人的生理状态逐渐进入低潮，就算中午没有困意，也会影响下午的状态，这时抽出时间小睡一会儿，**能有效缓解疲劳，使人身心放松，重新焕发精神。**

养成按时午睡的习惯

　　与睡眠时长相比，更重要的是睡眠质量和睡眠效率。有学者对不同时长午睡的效果进行了对比研究，发现对大多数人而言，午睡时间以不超过30分钟为最佳。如果睡的时间过长，会导致醒来后全身无力、无精打采，影响接下来的活动。如果本身是阻塞性睡眠呼吸暂停低通气综合征患者，长时间的午睡还会加重心血管的负荷，导致患病风险升高。

　　另外，**午睡时间要定在中午12点至下午3点的这段时间内，**太晚会影响晚上的睡眠质量。午睡后，能让下午过得更有精神，从而增加下午的活动量，对夜晚的睡眠品质也有一定的提升。

　　从现在起，养成每天午睡的习惯吧！

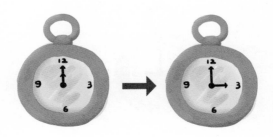

第一章 中午睡一觉，大脑更高效

003 设好闹钟，安心入睡吧

大脑休眠时的非快速动眼期，依睡眠深浅分为4个阶段，其中第1阶段为入睡期，第2阶段为浅度睡眠期，第3阶段为中度睡眠期，第4阶段为深度睡眠期。第1阶段，感觉自己在睡觉的人约占40％。即使是睡眠逐渐加深的第2阶段，认为自己睡着的人也只有70％~85％。也就是说，**认为自己"没睡着"的人，其实大部分都睡着了。**

睡前设置好闹钟，对睡个安心的午觉很关键。因为很多人会担心一不小心睡过头，影响了下午的安排，导致脑子里总是绷着一根弦，很难放松下来入睡。

所以，提前设置好闹钟吧，让自己安心地入睡。

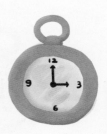

睡不着也不要强求

　　建议把午睡调整为午休。午休就是让身心得到有效的放松，不用纠结于是否能"睡着"，尤其是患有失眠焦虑的人，往往中午越着急越睡不着，越睡不着越着急，反倒影响了下午的状态，还会影响夜间的睡眠质量，得不偿失。

　　所以，**中午不必强求"睡着"，"放松身心"才是午休的目标。**达到休息的目的可以用多种方法，比如可以听听音乐放松大脑，练练瑜伽放松肌肉等，就算没有真的睡着，对下午状态的提升也有帮助。

小贴士 有时候中午还有不少工作没做完，午睡后大脑仍然处于活跃的状态，这时候就需要调整自己的心态，合理安排好"午休时间"。如果实在没有时间午睡，打个盹儿也可以。

第一章 中午睡一觉，大脑更高效

不良的午睡习惯

005 午餐后立即午睡

　　午餐后食物在体内处于消化状态，这时候会有大量的血液流向胃部，造成血压下降。大脑的供氧速率明显下降，易引起大脑供血不足。脑供血不足可能会引起耳鸣、头晕、头痛、失眠等症状，从而影响睡眠。

　　进食后立即午睡还会影响肠胃的消化功能。因为在饭后，肠胃处于运动之中，这个时候午睡会影响肠胃的正常消化，导致消化不良，长此以往很容易引发肠胃疾病。所以吃完午饭后先不要着急躺下，应休息20分钟再午睡。

　　此外，**午餐也要控制好食量，不宜吃太饱，也不要吃过于油腻的食物，**油腻的食物会增加血液黏稠度，加重冠状动脉病变和胃消化负担，还会影响午睡质量。

100种简易舒眠法

不利于睡眠的高脂肪食物

✦ 汉堡

汉堡里的肉饼要做到柔软多汁，脂肪必不可少，而且肉饼经过油炸或油煎制成，脂肪含量一般都比较高。

✦ 比萨

制作比萨饼的精面粉富含热量，比萨饼上面的奶酪更是富含高饱和脂肪的奶制品。另外，面饼上添加的培根、牛肉、火腿等食材，更使比萨的饱和脂肪含量有增无减。

✦ 脂肪含量高的肉类

在众多的肉类品种中，牛肉、羊肉、猪肉、鸭肉的脂肪含量相对较高，每100克猪肉的脂肪含量可达37克，而鱼肉和鸡肉的脂肪含量就低得多，相对健康。

✦ 巧克力

巧克力是高热量食物，大约每100克含热量580千卡。巧克力的脂肪含量可达40克，睡前不宜食用过多。

006 趴在桌上午睡

不少人由于条件的限制，都习惯趴在桌子上午睡。偶尔这样做对健康的影响不大，但长此以往就会对身体造成负面影响。

趴着入睡时部分身体肌肉持续呈绷紧状态，下肢长时间处于下垂位，而脑袋则一直压迫着胳膊，这样会影响头部供血，使人睡醒后出现头昏、眼花、乏力等一系列大脑缺血、缺氧的症状。此外，趴在胳膊上睡觉还会压迫眼球，造成视力模糊，时间长了会形成高度近视，甚至演变成青光眼。

很多人趴着睡觉时会出现胃胀气，导致不停地打嗝，这是因为胃部受到了压迫，消化活动产生的气体得不到释放，给肠胃造成了不适感。

因此，我们在午睡的时候，要尽可能地把自己"放平"。上班族可以在工作的地方购置折叠床，如果实在不能平躺就仰着头休息，找点东西垫在脚下，尽量把身体放平。

上班族的午睡秘籍

007 关掉电脑显示器和手机

很多人会选择在工位旁就近午睡，但其实这样做很不利于健康。在电脑的所有组件中，显示器的辐射量最大。电脑主机的辐射量约为显示器的30％，普通键盘的辐射量为显示器的10％。**长时间在电脑旁睡觉会导致焦虑不安，甚至会引起自主神经功能紊乱、大脑细胞损伤，影响大脑的反应速度。**所以，最好选择远离电脑的区域午睡。

另外，睡觉之前还应该将手机关机或调至静音状态，信息或来电都会对睡眠造成干扰，影响休息的质量。

所以关闭手机，让自己安静午睡吧。

午睡前喝杯咖啡

100种简易舒眠法

我们都知道喝咖啡能提神，所以普遍认为不能睡前喝。但美国康奈尔大学的一项研究发现，在人体摄入咖啡20分钟后，咖啡因才开始发挥作用。因此喝完咖啡后20分钟内，身体不会受到影响，刚好适合午睡，而且咖啡因还能帮你更好地消除疲倦感。

咖啡有利尿除湿的作用，使人及时排出有害物质，让疲惫的身体放松下来。

所以，在午睡之前喝一小杯温热的咖啡，更有利于中午的睡眠。即使睡不着，咖啡也能给身体带来舒缓的效果。待午睡20分钟后，咖啡因开始发挥作用，帮助大脑清除产生睡意的腺苷，正好达到醒脑提神的作用。

需要注意的是，**咖啡因会使神经系统兴奋，如果需要长时间的睡眠，睡前尽量不要饮用。**

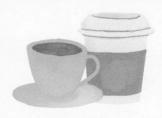

009 午睡环境和"午睡三宝"

午睡时应避免较强的外界刺激。由于入睡后肌肉松弛、毛细血管扩张、毛孔张大，易患感冒或其他疾病，因此应注意免受风寒。午睡时不能在走廊下、树荫下、草地上、水泥地面上就地躺下，也不要在穿堂风或风口处午睡。

枕头、眼罩和防噪耳塞被称为"午睡三宝"，是提高午睡质量不可缺少的。舒适的枕头可以避免压迫脸部神经，保持血液通畅，缓解颈椎的不适感；眼罩可以减少办公室灯光对眼部的刺激，就算对灯光敏感也不会影响午睡质量；防噪耳塞可以减少对午睡环境的依赖，害怕噪声干扰的人最好自备防噪耳塞，为自己营造一个安静、放松、舒适的午睡环境。

午睡后保持清醒的窍门

010 中午睡醒后请慢起

睡醒之后不要马上起身，腰板先坐直，然后慢慢站起，活动一下手脚及头颈部位，做一些轻度的活动。

喝杯温水，降低血液黏稠度，过几分钟再正式进入工作状态。 还可以利用嗅觉来提神，比如喷一点儿香水、闻一闻香袋、泡一杯花茶等，用香气提神。

睡醒后最好到户外走一走，或者做些自己喜欢的事，尽快恢复精神抖擞的状态。

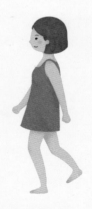

刚起床的呼吸方法

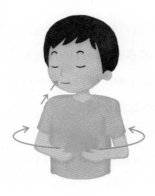

1. 用鼻子短促地吸4次气，体会扩展肋骨的感觉。

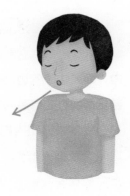

2. 腹部用力，从嘴巴用力地呼气，体会腹部和背部相贴的感觉。

香氛的用法

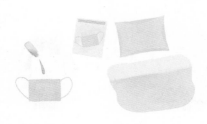

1. 将1滴精油滴在口罩上，放入夹链袋内，封起来后放在枕旁。

2. 建议选用薄荷、柠檬、迷迭香、葡萄柚等香味。

011 按压穴位，让头脑1分钟清醒

午睡后感到头脑昏沉无法清醒时，试着按压睛明穴，赶跑睡意吧。**按压时不要往眼球的方向发力，而是边呼气边轻轻按压鼻子的山根处。按压后若觉得视野变得清晰，就表示按法正确。**

接下来，用大拇指按压上眼眶，一边呼气一边向上轻推大拇指。然后按压眼睛下缘，将两手指尖放在左右眼下方的眼眶上，边呼气边往下按压。感觉眼睛周围较舒服时，就会起到提神醒脑的作用。

接着，长时间用力按压手上的"合谷穴"。最后，慢慢按压头顶的"百会穴"。"百会穴"具有调整自主神经的效用，对于入睡或是醒脑都很有益。

醒脑穴位

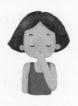

1.睛明穴
在面部、内侧眼角稍上方凹陷处。

2.合谷穴
食指和大拇指的骨头交会点，稍微靠近食指的凹陷处。

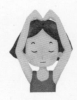

3.百会穴
头顶处。

拉拉耳朵消除睡意

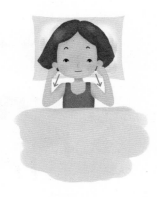

1. 将耳垂慢慢向下拉，持续3秒，再放开。

2. 重复这个动作4～5次。

耳朵很薄，容易传递刺激感，揉搓双耳能让身体很快有暖意。**借助"搓""捏""拉"的动作，让体温上升，身体会快速切换成活动模式。**

耳朵有上百个穴位，其中按摩耳垂对刺激大脑十分有效。因此，在睡醒后拉拉耳垂能让人很快清醒过来。

如果耳朵摸起来硬硬的，可能是身体太过疲劳所致。通过按摩耳朵，可改善头痛、肩膀僵硬、畏寒、眼睛疲劳等问题。这个方法对于上班时打瞌睡同样有效，只要将耳朵上缘处向上拉，中间横向拉，耳垂向下拉，就能达到提神的效果。

高效的午睡方法小总结

- 在中午12点至下午3点之间入睡，睡眠时间不超过30分钟。

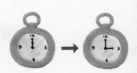

- 每天在固定的时间午睡。

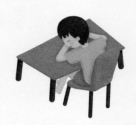

- 午睡时尽量平躺，避免趴在桌子上入睡。

- 午睡前，先喝杯咖啡。

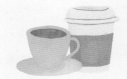

- 以不压迫腹部的方式入睡。

- 将手表、皮带、鞋带等调松一些。

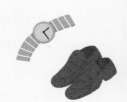

- 设置好闹钟，让睡眠更安心。

晚上睡不着，
这样来应对

半夜总会醒来很多次，
或是躺在床上却怎么也睡不着。
为了改善这种状况，
本章将介绍顺利入睡，
以及通过睡眠消除疲劳的方法。

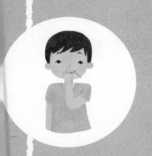 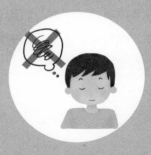 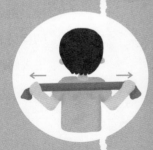

晚上没有睡意的解决方法

012 就寝前8小时禁止"眯一会儿"

就寝前8小时必须保持清醒，这点非常重要。如果晚上睡觉前打了个时间不短的瞌睡，就把本来属于夜晚的睡意消耗了。傍晚过后，已经累积了工作或者做家务的疲劳感，再加上晚餐后副交感神经开始活动，往往让人一不小心就睡着了。晚饭后打盹儿，回家时在公交车或地铁上打瞌睡，都能减轻疲劳，所以到了平常该入睡的时间就会睡不着。

睡意会随着疲劳程度的增加而变浓。清醒的时间越长，睡意就会越浓；反之，睡意最浅的时候，是获得充足睡眠的时候。因运动等原因累积的疲劳越多，睡意也会越浓，躺到床上就能马上进入熟睡状态。

100种简易舒眠法

013 睡前读书

　　睡前阅读晦涩的书籍会使人变得睡眼蒙眬，这是因为身体**为了消除阅读的枯燥感，会分泌神经传导物质——"β－内啡肽"。**由于β－内啡肽有镇痛、振奋情绪、让人获得幸福感等效果，故又被称为"脑内麻药"。

　　参加无聊的会议或者阅读晦涩的书籍、资料，睡意就会袭来，这应该是每个人都有过的体验。太过难懂的哲学书或专业书籍，让人难以持续阅读到最后。这与"诱发睡意"的需要有殊途同归的良好效果。以身边常见的情况为例，在阅读晦涩书籍的同时，通过按摩、指压舒缓身体，睡意就会伴随着痛感缓缓袭来。

　　若是阅读推理小说等，有可能会对睡眠产生负面效果：脑内会分泌让人清醒的神经传导物质"多巴胺"，让大脑变得活跃、兴奋而难以入睡，所以要特别注意。

　　为了度过难以入睡的夜晚，**先在枕头旁边准备一本晦涩的书籍吧！**

第二章　晚上睡不着，这样来应对

014 睡前不饮酒，保证睡眠品质

实际上，**乙醇对于睡眠完全没有益处。**

饮酒过多会使大脑暂时进入休眠状态，但是在睡眠的后半段乙醇会被分解殆尽，交感神经会因此变得活跃，打断睡眠，无法消除疲劳。简单来说，就是**后半夜的睡眠质量往往更低，而且前半夜一直处于浅层睡眠状态。**若为了提升睡眠质量而在睡前喝酒，一开始确实会有一定的麻痹效果。然而长此以往，身体就会对乙醇产生耐受性，从而在不知不觉中越喝越多。

摄取的乙醇越多，白天的睡意或疲劳感就越强烈。这是因为乙醇会让肌肉松弛，造成呼吸道狭窄，陷入缺氧状态。因此，喝酒导致打呼噜或阻塞性睡眠呼吸暂停低通气综合征状况加重的案例不断增加。阻塞性睡眠呼吸暂停低通气综合征会给血管造成极大负担，并提高罹患高血压、脑血管疾病、心脏病的风险。而且乙醇分解时会消耗水分，导致我们被渴醒，造成身体轻度脱水。

无乙醇的啤酒能为睡眠带来助益。无乙醇的啤酒能缩短入睡的时间，甚至可减少白天的不安感。无乙醇的啤酒不仅含有啤酒的主要成分——一种简称为GABA的氨基酸，具有镇定神经的作用，而且没有乙醇带来的副作用。

015 晚上避免吸烟及喝咖啡

　　乙醇、香烟、咖啡因有安定精神、减轻痛苦的作用，但晚上使用时要特别注意。香烟的提神醒脑作用大约可持续1小时，因此就寝前1小时内最好不要吸烟。实际上，吸烟越多，往往失眠的概率越高。类似吸烟助眠、不吸烟无法入睡的说法，其实是烟瘾在作祟。

　　比起不吸烟者，吸烟者进入深层睡眠的时间较短，整体而言处于浅睡眠状态。

　　咖啡因的醒脑作用大约是4个小时，高龄者一般会持续6~7小时。除了咖啡外，绿茶、红茶、功能饮料、可可粉等也含有咖啡因，特别是冰冻后的饮品，在体内会被缓慢地吸收，因此作用的时间会延长。

含咖啡因的饮料 （每100毫升）

饮料	咖啡因含量
绿茶	约8毫克
乌龙茶	约10毫克
红茶	约10毫克
功能饮料	约18毫克
咖啡	约60毫克

入睡时间由早上起床的时间决定

什么时候想睡是由什么时候起床决定的。**这是因为人体会在起床后15～16小时开始分泌睡眠激素"褪黑素"，使人变得困倦欲睡，接着再过1～2小时才入睡。**

想要拥有良好的睡眠质量，就要做到假日、平日也在相同的时间起床。**最重要的是，即使就寝时间有改变，起床时间的落差也不要超过2小时。**

比如，早上6点起床，晚上9～10点会开始犯困，接着在晚上10～12点入睡。到了周末，因熬夜睡到上午10点，晚上犯困的时间可能延长到凌晨2～4点。所以，熬夜后在平常的入睡时间睡不着也是理所当然的事。以高中生为对象的研究显示，如果连续两天将起床时间延后3小时，生理时钟就会延迟45分钟。

哪怕在冬天想多睡一会儿，起床的时间也不能太晚。晚起不是说要赖床，而是相对于其他季节而言，稍微晚一点，这样才不会导致生物钟紊乱，影响晚上的就寝时间。

中午前晒太阳30分钟

美国伊利诺伊大学发表的研究结果显示，比起在无阳光照射的办公室内工作的人，"窗边族"的睡眠时间平均每日多46分钟，同时较少在半夜醒来，对生活的满意度也更高。

晒一定时间（30分钟）的太阳，晚上能睡得更好。晒太阳，可以促进身体分泌神经传导物质——"血清素"，使人心情愉悦，提升干劲，增加白天的活动量。而且，在进入夜晚后，血清素会转换成促进睡意的褪黑素。

阳光的功能

1. 重新设置生理时钟。

2. 起床后，停止分泌褪黑素，赶走睡意。

3. 唤醒交感神经，使身体转换成活动模式。

4. 晒一定时间的太阳，可增加夜晚褪黑素的分泌量。

第二章　晚上睡不着，这样来应对

018 下午5点以后，将灯光调成暖色

到了傍晚，阳光转变为橘色，**下午5点后将室内照明切换为夕阳的颜色**，能够在夜晚入睡前起到助眠作用。晚上将照明换成暖色系并调低照明度，刚开始可能让人觉得不够亮，但习惯后就能感觉到身心的放松，因为暖色可镇定交感神经的活动。

早上到中午的阳光是白光（冷色系），会释放出强烈的光芒。同样的，**白天办公室的照明要选用明亮的白色光，这会让人有活力。**如果长时间待在便利店、大型超市、商场这种高亮度照明的地方，生理时钟会延后，使得睡意越来越浅，要特别注意。

照明灯能在瞬间改变房间的气氛，是十分有力的舒眠工具。而且，现在的LED灯大多具有切换色调和明亮度的功能，大大满足了我们的需求。

019 就寝前1小时，将照明的亮度调暗

　　身处光线昏暗、气氛平和、安静的环境，容易使人产生睡意。

　　就寝前1小时的照明亮度，应调为全家人共进晚餐时亮度的一半。一些手机应用能够测试周围环境的亮度，可以尝试。

　　只要将房间调至150勒克斯的微暗程度就会促进睡眠激素"褪黑素"的分泌。褪黑素是一种由大脑松果体分泌的激素，能降低体温和血压，减慢脉搏，使身心放松，使人进入容易入睡的状态。

　　睡前洗澡有助于放松身心，**但洗澡时也要多留意浴室的照明度，亮度太高不利于人产生睡意。**若是干湿分离的浴室，建议只开淋浴间之外的灯，不开淋浴间的灯，或者打开较暗的那盏灯。

　　有条件的话，可以在家里多装几个低照明度的暖色调的灯，以便使用。

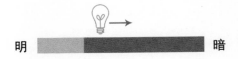

明　　　　　　　　　　　　　　　　　　暗

第二章　晚上睡不着，这样来应对

020 试着减少睡眠时间

年轻的时候工作辛苦，往往导致睡眠不足。中年以后生活逐渐趋于稳定，可以用来睡眠的时间逐渐增多，但是**人体所需的睡眠时间，会随着年龄的增长而逐渐变少。**

以不易入睡或是半夜多次醒来的人为例，只要缩短睡眠时间，其睡眠就能得到很大的改善。首先，尝试写睡眠日志，弄清楚自己在床上的时间。接着，**注意上床睡觉的时间应该控制为"实际睡着的时间+30分钟"。**

睡眠超过所需要的睡眠时间，很容易变成浅睡眠。65岁以上老年人的睡眠时间大多为6个小时。因此，对于老年人来说，适当地缩短睡眠时间会睡得更好。

这种适当缩短睡眠时间的方法被称为"睡眠限制法"，在治疗失眠时也会使用。

100种简易舒眠法

释放压力助眠

021 睡不着时冷静一下

心情烦闷、思虑过多都会让人难以安眠，陷入睡不着的窘境。此时，应该保持冷静，降低大脑的温度。一般而言，冷却额头能较快入睡。这是因为**冷却额头可以降低大脑额叶的活跃度，从而较快地进入睡眠状态。**

小冰袋是个不错的选择。用日常使用的塑料袋或者保鲜袋，将冰箱内储存的冰块铲一些出来并敲碎，装进袋子里，就是一个简易的小冰袋，然后用薄手帕或毛巾包起来放在额头上或后脑勺上即可。也可在就寝时将冰袋放在枕头上，躺下时紧贴枕部。冰凉舒服的感觉，可以降低大脑活跃度，使大脑逐渐放空，为快速入睡做准备。除此之外，还可制作红豆冰袋为额头冷却降温。红豆的含水量约为15%，放入冰箱冷却后低温状态最长可维持20～30分钟。

红豆冰袋的制作方法

1. 将250克红豆放入质量好的保鲜袋中。

2. 放入冰箱冷冻层。

用打哈欠的方式放松

我们刚起床时常会眯着或闭起眼睛打哈欠、伸懒腰，让身体放松。打哈欠、伸懒腰也是人体疲倦时的自然反应，通过这两个动作，能对颈部、脸部和身体各部位进行一个彻底的拉伸。有时候，打哈欠就像是身体的语言，告诉我们该睡觉了。

打哈欠对体温有一定的调控作用。我们可能都观察过，人在炎热的夏天更容易打哈欠，而有的时候人明明不累，却一直想打哈欠。这种反应，从体温调控的角度可以解释为：压力和焦虑让脑部温度升高，打哈欠可以把脑部温度降下来，让我们的反应变快，注意力也会更加集中。除此之外，打哈欠还会让心跳加快、肺活量变大、眼张力升高，它对人体的放松作用比一般的深呼吸更有效果。我们只要打哈欠，就可以快速体会到一种放松的感觉，从而对睡眠有一个正向的促进。

所以，有意识地练习打哈欠吧！睡觉前，先强迫自己张开嘴打几个哈欠。即使没有睡意，这个动作也可以帮助大脑消除紧张感，有助于释放压力与缓解情绪，告诉大脑是时候让身体休息了。

　　这种放松法很简单，只需把嘴巴张开，模拟我们每个人都会的打哈欠动作。打哈欠时，可以让嘴巴尽可能地张开，同时发出"啊"的声音，至少重复10次，而且任何时间都可以练习。当然，晚上睡前练习打哈欠，并配合伸懒腰的动作一起进行，能使我们更深度地放松，从而顺利入睡。

打哈欠放松法

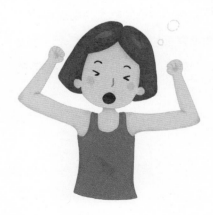

1. 张大嘴巴。

2. 发出"啊"的声音。

023 在脑中响起"嗯——"的声音

上床想睡觉，却无法停止思考。这时，就让脑中响起"嗯——"的声音吧！

这是在床上也能做的简单方法。闭上眼睛，用食指（示指）塞住双耳，让"嗯——"的声音在脑中响起。诀窍是用鼻子呼出细长的气，同时哼唱出"嗯——"的声音。试着放松全身的力量并缓慢呼吸，持续1分钟。放开塞在耳朵上的手指时，会感到脑中一片寂静。

如果又开始胡思乱想，就再做一次！如果有室友在的话，请试着让声音在心里响起。

此方法由瑜伽的蜂鸣式呼吸法改良而成，简单易行。蜂鸣式呼吸法是在眉间响起"呣嗯——"的声音，由于很像蜜蜂振翅的声音而得名。

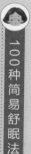

100种简易舒眠法

让声音在脑中响起的方法

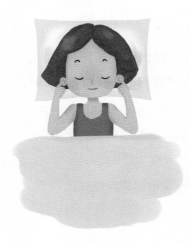

1. 闭上眼睛，用食指塞住耳朵。

2. 边用鼻子呼气，边在脑中响起"嗯——"的声音。

小贴士 这个方法对放松精神也有功效，建议在上台讲话前等紧张时刻时使用。

"明天上台会顺利吗？"

"再不快点睡着的话不行！"

"明天迟到的话就糟了！"

当脑海中出现这种焦虑的想法时，试着响起"嗯——"的声音吧！

024 聆听模仿大自然声音的音乐

想让身心放松，也可以借助纾压音乐的力量！**睡前音乐原则上要用节奏慢、无歌词的音乐。** 歌词会刺激大脑的语言中枢神经，让人开始思考，进而引起情绪共振，从而变得兴奋而难以入睡。

呼吸步调可以和音乐节奏同步， 也就是听节奏慢的音乐，呼吸就会慢慢变安稳，达到放松的效果。

纾压音乐中，以大自然音乐居多，因为这类音乐含有"1/f波动"。"1/f波动"是一种广泛存在于自然环境中，在无规则与有规律之间达到微妙平衡的波动。比如海浪声、溪流声、虫鸣声、雨声、心脏跳动声等，**人听到会感到身心愉悦。**

除了大自然的声音外，一些备受喜爱的古典乐曲也有不错的效果。比如，勃拉姆斯和肖邦的《摇篮曲》、帕赫贝尔的《D大调卡农与吉格》、巴赫的《G弦上的咏叹调》、德彪西的《月光曲》等。用优美的音乐整理心情，安然入睡吧！

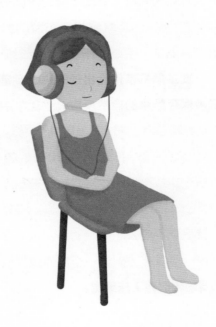

025 不要强迫自己入睡

因为工作失意、亲人分别等原因，精神遭受打击而难以入眠，这种情况相信每个人都曾经历过。事实上，这样的失眠并非坏事。**这是避免记住不好回忆的一种身体防御机制。**

有研究显示，因经历交通事故而当晚失眠的人，经过数天后便会稳定下来。睡眠充足的人即使过了10天，光是看到相似车型的影像，仍会持续有恐惧感、手心冒汗等条件反射反应。也就是说，**发生危机事件后出现的失眠，是为了避免记忆被保存起来的自然反应。**这种失眠只是暂时的，在有睡意时上床睡觉就可以了。

焦虑、愤怒和抑郁是引起失眠的最常见原因。做一些放松练习，对控制每天的焦虑是非常有益的。如果发现自己躺在床上长时间不能入睡，就尽量不要去想失眠的事，也不要在床上辗转反侧，可以起床到另一个房间做放松练习，**当你感觉困倦时再上床睡觉。**

用侧睡预防睡眠瘫痪症

　　明明有意识，身体却动不了。这是睡眠瘫痪症的典型表现，睡眠瘫痪症的产生多与压力有关。

　　睡眠瘫痪症多发于快速动眼期。快速动眼期中大脑仍在活动，会一边做梦一边整理记忆。快速动眼期的特征是身体呈放松状态，此时舌头的肌肉也保持放松，因此会感到呼吸困难。

　　进入快速动眼期，呼吸、脉搏、血压会紊乱，因此也被称为"自主神经风暴"。健康的睡眠周期是从非快速动眼期开始的，但若受到压力、肌肉疲劳、不规律生活的影响，偶尔也会从快速动眼期开始。

　　睡眠瘫痪症也常常发生在旅行或出差途中，**这是因为旅途的疲劳，加上陌生环境带来的压力，使大脑处于兴奋状态。**另外，清晨也是容易出现睡眠瘫痪症的时间，特别是睡回笼觉时更容易发生。要从睡眠瘫痪症的状态中走出来，可以尝试放慢呼吸，让心情平静下来。

　　仰睡会让呼吸道变狭窄，容易诱发睡眠瘫痪症。建议改变睡姿，用侧睡预防睡眠瘫痪症。

第二章　晚上睡不着，这样来应对

舒缓紧绷的身体

027 好眠舒展法

　　在舒展身体的同时放松僵硬的背部，让背部紧贴在床上。如此一来，身体的重量可以在床上平均分散，胸腔得到扩展，肩膀得到放松，呼吸变得深沉，体液的流动变得顺畅，达到消除疲劳的效果。

好眠舒展法

1. 将浴巾折4次，卷成10厘米高的筒状，也可以使用靠垫或瑜伽柱。

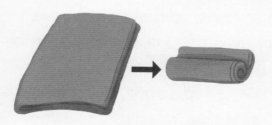

2. 仰卧，将浴巾竖向摆放，让浴巾贴着脊椎，头靠在床上。颈部不舒服的话，可将枕头放低一点，接着吸一口气。

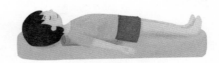

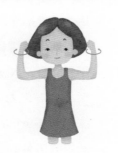

3. 在保持仰卧的状态下，将两手打横，再弯曲手肘，手腕带动手臂做圆周运动，向外轻轻转20圈。

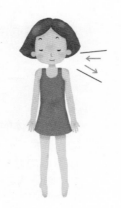

4. 双手手心朝上放在身体两侧，闭上眼睛，深呼吸10次。呼气时，想象身体变重，有沉入床垫的感觉。如果时间充裕，可持续5分钟左右。

5. 拿走浴巾后，会有背部粘在床垫上的感觉。在全身放松的状态下，入睡即可。

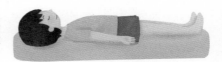

简易身体舒展法

我们每天处于人际关系和工作的压力之下，因为缺乏运动，身体肌肉就会变得僵硬。

如果肩胛骨附近的肌肉变得僵硬，睡着后就不易翻身，入睡也无法消除疲劳。

接下来为大家介绍用毛巾进行的身体舒展法。只需3个步骤就能促进血液循环，身体感到疲惫时请务必尝试。

简易身体舒展法

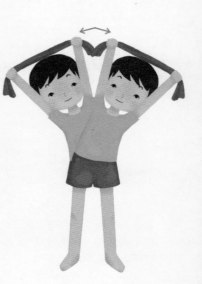

1.伸展身体的侧边

双脚分开，与肩同宽，双手抓住毛巾的两端，接着双手高举，边呼气边慢慢地向左右两侧反复倾斜。

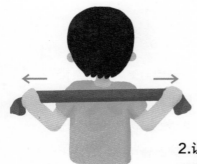

2.让肩胛骨往中心靠拢

双手抓住毛巾的两端并高举，然后
弯曲手肘使毛巾从背后落下，接着
将毛巾向左右两边拉扯10秒左右。

3.伸展脚底

仰卧，将毛巾放在右脚脚底的脚弓处，向天
花板方向伸展，一边伸展脚底，一边向身体
方向拉动毛巾。

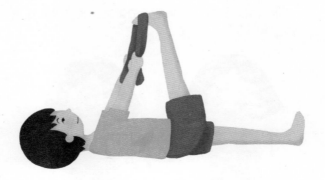

渐进式肌肉放松法

针对身体的各个部位，先用力使之绷紧，再一口气放掉所有的力气，反复进行这个动作，就能放松全身的肌肉。这叫作"渐进式肌肉放松法"。无论是坐在椅子上，还是躺在床上皆可练习，请用自己方便的形式进行尝试。

渐进式肌肉放松法有3大重点。

1. 用八成的力度，保持肌肉紧绷（5~10秒）。

2. 快速放松紧张的肌肉（10~20秒）。

3. 体验肌肉一张一弛的感觉。

避开饭后时间，闭上眼睛练习吧！

渐进式肌肉放松法

1. 上提双肩，到达与耳朵相近的高度，再快速放松肩部，回归常态。

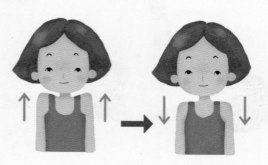

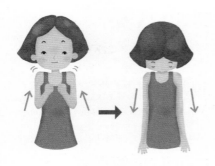

2. 双手用力握拳，手肘弯曲，双臂用力夹紧腋下，接着快速放松肌肉，让肩膀、头部自然下垂，呈现驼背的状态，仿佛断了线的提线木偶。

3. 双脚高抬至与地面平行，脚趾朝向天花板，腿部和臀部共同发力，将脚后跟向身体正前方伸展，再快速放松腿部。

4. 最后全身（双臂、双脚、胸、头）绷紧，再快速放松全身的肌肉。

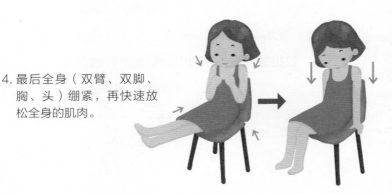

放松身心入睡

030 循序渐进，放松身体的各个部位

睡眠最主要的一点就是放松。然而，现代人时常处于压力之中，不知不觉就让身体处于紧绷状态。因此，睡觉时，**首先要放松身体，让身体的各个部位得到休息。**

上床后，首先放松下巴（下颌）。人在咬合臼齿时咀嚼肌会变硬，除此以外，精神紧张时咀嚼肌也会收缩。因此，在入睡时放松咀嚼肌，先让下巴放轻松吧！

接着，放松眼球深处。因为我们时常近距离看电脑和手机，长时间盯着某一点，眼外肌会处于紧张状态。控制眼球上下左右转动的眼外肌共有6条，在眼球深处汇成一束，称为总肌腱环。所以，**放松眼睛深处，可以让眼外肌得到充分休息。**一旦感到压力，上半身就会处于紧张状态，因此只需放松这两处，紧张感就能减轻不少。

接下来，将注意力放在脚上，一边仔细感觉脚的各个部位，一边放松肌肉，让轻松感从双脚间蔓延开来。你也许会感到温暖、酥麻，还可以在脑中勾勒出脚部轻松感不断扩散的画面，这或许会有帮助。

慢慢呼气的同时，可以感觉或者想象轻松感越过小腿，上升至大腿，同时享受一下腿部轻松的滋味。现在，轻松感延伸到了腹部、胸部、背部，你的上身越来越轻松。这时，轻松感冲向了你的双手，在感受到温暖、酥麻的同时，也可能感到双手与床紧紧相连，轻松感延伸到了前臂、上臂、肩膀。花点时间专心体会轻松的感觉吧！

当你将注意力集中到颈部附近时，说不定已经睡着了！

让鼻子通畅

　　试着分别压住鼻子的左右两边再呼吸。如果一边的鼻子不畅通，说明身体处于紧张状态。因为，**鼻子与副交感神经相通，而副交感神经的作用主要是维持安静时的生理需要。**

　　睡觉时，采用瑜伽的鼻孔交替呼吸法，让鼻子的呼吸畅通起来。这是一种调节自主神经、安定心情、活化脸部血液循环的呼吸法。顺带提一下，鼻子阻塞时头脑会混沌不清，这是因为无法将充足的氧气送到大脑。

　　用鼻孔交替呼吸法，将充足的氧气送进大脑，让身体放松，自然可以睡个好觉！

让心情安定的鼻孔交替呼吸法

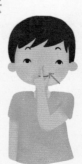

1.从左边鼻孔吸气
用左手的食指按住右边鼻孔，从左边鼻孔缓慢吸气4秒。

2.用右边鼻孔呼气

用左手大拇指按住左边鼻孔，从右边
鼻孔缓慢呼气4秒。要将气完全呼出。

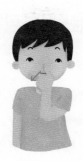

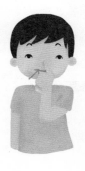

3.从右边鼻孔吸气

将气完全呼出后，用左手大拇指
按住左边鼻孔，从右边鼻孔吸一
大口气。

4.用左边鼻孔呼气

用左手食指按住右边鼻孔，从左边
鼻孔将气完全呼出。

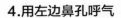

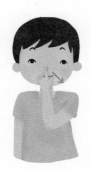

032 温暖眼部、颈部、腰部

近些年非常流行热敷眼部的眼罩，因为热敷眼睛能消除疲劳，达到全身放松的效果。

控制眼球活动的动眼神经属于副交感神经，只要温暖眼部就会触动副交感神经，使其切换成放松模式。热敷眼睛一阵子后，随着血管扩张，手脚就会暖和起来。还有其他类似的放松部位，可依身体状况进行热敷。

当身体部位处于以下状态时，可采用热敷法进行放松。

眼睛：使用电脑、手机造成眼睛疲劳。

后颈：肩颈过度疲劳。

腰部：因久站的工作或运动造成腰部疲劳。

背部：因压力造成不适。

腹部：情绪低落或生理期导致腹痛。

当身体疲劳感较重时，可同时热敷不同部位，达到舒缓身心的作用。

热敷包的制作方法

☆ 准备物品

- 糙米120克
- 炒过的米糠100克
- 盐水30毫升
- 辣椒1个

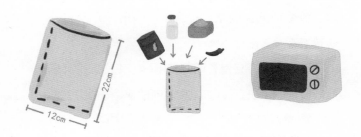

22cm

12cm

1. 将小网眼的棉布对折，缝成约22厘米x12厘米大小的袋子，放入所有材料后缝合。

2. 使用600瓦的微波炉，加热约60秒。注意要平放热敷包，不可过度加热。

小贴士 就算不买眼罩，只要有毛巾和微波炉，任何人都能制作出暖乎乎的热敷包，来温暖要放松的部位。将用微波炉加热后的毛巾放入塑料袋内，热敷在需要的部位即可。

033 用手掌缓解眼部疲劳

　　肌肉在运动不足的时候会变得僵硬，眼睛也是一样。运动不足时，眼睛周围的肌肉、视神经的血液循环就会变差，导致眼睛疲劳，进而容易导致近视或干眼症。

　　现代人在办公室长期盯着电脑，工作之余又乐此不疲地刷手机，让眼睛休息的时间变得很少。

　　摩擦双手使其变热，或者先用热水浸泡双手，再将手掌稍稍弯曲放在眼皮上。接着一边感受手掌的温度，一边用鼻子吸气，再用嘴巴呼气，像是要将眼睛的疲劳驱赶出去一样。全过程仅需1分钟，坐在椅子上或躺在床上就可以轻松完成，快试试吧！

　　这时候，就用温暖的双手舒缓疲惫的双眼吧！趁着工作的间隙，每小时抽出1分钟来热敷双眼，眼睛就能得到较好的休息。

用手掌缓解眼部疲劳的方法

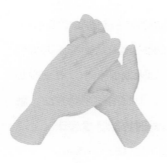

1. 摩擦双手。

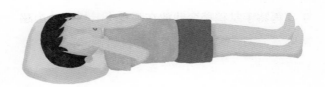

2. 手心变热后放在眼皮上，用鼻子吸气，嘴巴呼气。
   热敷时想象星空的样子。

"眼睛是外露的大脑"，眼睛的疲劳与大脑
的疲劳密切相关。**缓解眼部疲劳就能放松大脑，
所以随时关注眼部的保养吧！**

眺望夜晚的星空

只要眺望满天星斗，就能一夜好眠。因为眺望远方会自然而然地产生轻松之感，从眼部逐渐扩散至全身。这已通过使用家庭天象仪——"星空投影机"进行的实验得到验证。就寝前使用此方法，**就会变得容易入睡、熟睡，同时也能轻松起床。**

尤其在非快速动眼期里，第3～4睡眠阶段属于深层睡眠状态的慢波睡眠，能加快新陈代谢，促进恢复体力的成长激素随着慢波睡眠的进入慢慢分泌出来。因此，睡着之后能够消除疲劳，轻松起床。

睡眠与自主神经密切相关，睡不着时交感神经会比较活跃。通过用眼睛眺望深邃的星空，就能自然切换成副交感神经的放松模式。白天时，我们时常看电脑、玩手机，长时间注视近距离的东西使眼睛陷入紧绷状态。到了夜晚，不妨多眺望浩瀚的星空。通过"仰观宇宙之大"，感悟"俯仰之间，已为陈迹"，自然会发现自己的烦恼是多么渺小，从而释放了身心的压力，在放松的状态下美美地进入睡眠。

100种简易舒眠法

自古以来，花草茶备受大众喜爱。大部分花草茶不含咖啡因，所以睡前可安心饮用。花草茶散发出的香气有重要的助眠功效。**由于味道及香气都有助眠功效，从广义上来说，饮用花草茶可称为芳香疗法。**

虽然市面上有各式各样的纾压饮品，但在花草茶中，最易入口的是洋甘菊茶。在茶中加入橘子果酱，可使茶的香气、风味更加丰富；或是放入牛奶调成洋甘菊奶茶，也非常值得一试！夏天时，可在洋甘菊茶内放入少量薄荷或柠檬香茅，清爽适口，并达到纾压效果，冷藏后风味更佳。除了洋甘菊外，薰衣草、菩提花、金丝桃、玫瑰等，也都是纾压类的花草茶，可根据自己的喜好来选择！

喜欢喝咖啡的人，建议饮用谷物咖啡。谷物咖啡是指将大麦、黑麦等谷物烘焙并研磨成粉，冲泡后具有咖啡风味的饮品。无论哪一种谷物咖啡都有**温暖身体的功效，而且不含咖啡因，非常适合睡前饮用。**其他像荞麦茶、大麦茶也都是不含咖啡因的饮品。

运用语言的力量帮助入睡

睡不着的时候就数羊。这是以前流传下来的方法，但其实用中文数羊并不会帮助入睡。

羊的英文是"sheep"，睡觉是"sleep"，二者的发音很接近，所以数羊对入睡有一定的暗示作用，但是放在中文里就不是一回事了，相反在数羊过程中还会影响大脑休息，使睡意更难产生。

美国的研究报告显示，**当脑海中浮现与"闲适"相关的字眼时，就能进入熟睡**。比起一般词汇，有47%的受试者光是看到"休息""放松""舒服""安稳"等与睡眠相关的字眼，睡眠时间就会延长。进一步的研究发现，多看与休息有关的词汇，较易入睡。可以先将这些词写在便条上，贴在睡前看得到的地方。

另一个方法是，可以在心里不断想与"幸福感"有关的词，如**"开心""舒服""舒适""幸福""满足"**等，请试着选3~5个符合自己心情的词汇。有时很不可思议，我们的情绪真的会被词语的情境所影响，陷入其中，安然入睡。这个方法的重点在于，要真切地想象着该词的情境，并用身体去体会那种感觉。

用眼泪为身心排毒

建议想放松的人，可以试试"把自己感动到流泪"这个方法，就像号啕大哭能让心情变轻松一样，眼泪确实具有放松的效果。

上网搜索"感人的故事""感人的电影""感人的演讲"等内容，应该能找到使自己感动的片段。不要在意他人的眼光，试着进入自己的世界哭泣吧！不论是开心的事，还是悲伤的事，只要压力逐渐积累，交感神经就会让血压上升，使眼眶泛泪。交感神经会从紧张状态解放，切换成副交感神经，泪水也随即夺眶而出。眼泪流得越多就越能消除压力，进而改善内心的混乱及愤怒。哭泣还能提升免疫力，而且和大笑一样，**哭泣也有消除压力的功效。**

有些人习惯忍耐，再难过也不会轻易说出口。"再强大的人也有疲惫的时候"，感到烦躁、气馁、难过时，就流眼泪吧！尽情地流泪，释放压抑的感情，能得到治愈。

心中的烦闷随眼泪一同排出后，重新调整情绪，以平静的心情进入梦乡吧！

038 基本冥想法

冥想是一种古老的休息方法，自20世纪下半叶起逐渐流行于世界各地，特别是欧美国家。硅谷的一些大企业，看中其消除疲劳并能提升专注力、想象力而引入这种休息方法。

大大小小的冥想方法有很多，其中仅将意识集中于呼吸的，是初步的冥想法。

采用基本冥想法，很快就会入睡。任何人都能轻松做到，失眠的人务必试一试。

基本冥想法

1. 仰卧，双脚与肩同宽，手心朝向天花板，手臂稍稍远离腰部。

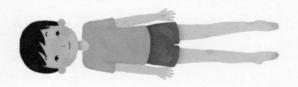

2. 将意识集中在眉间，静静地、慢慢地
深呼吸。接着有意识地呼气，再自然
地吸气，让空气自然进入即可。

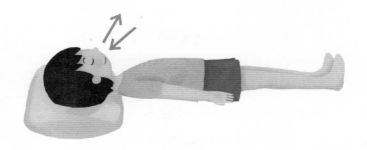

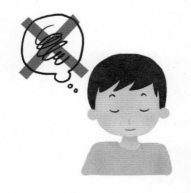

3. 专注于呼吸，脑海里若浮现
其他事情，应将意识拉回呼
吸上，以平静的状态入睡。

039 感受宇宙的冥想法

　　想在短时间内消除疲劳的人，可以冥想自己
与宇宙合为一体。

　　这是从冥想自己是宇宙的一部分，延伸到自
己就是一个宇宙的冥想法。**让宇宙的能量，充满
自己的身体。**

感受宇宙的冥想法

1. 仰卧，双脚与肩同宽，手心朝向天花板，手臂稍
   稍远离腰部。

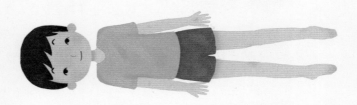

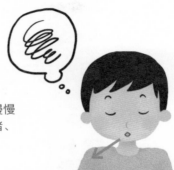

2. 将意识集中在眉间，静静地、慢慢地深呼吸。将大脑中浮现的思绪、情感，随着呼气一起排出。

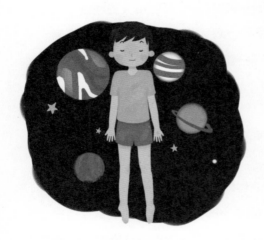

3. 等大脑静下来后，想象纯白闪亮的光充满身体，再想象光芒扩大到房间、街道、世界，一路延伸到宇宙。最后，想象自己与宇宙合为一体，并渐渐入睡。

生活不规律的入睡方法

采用定锚睡眠法

"甭提了，我都准备收拾东西回去了，老板一个电话打过来，昨晚又3点才睡。"

现代社会，无法维持睡眠规律的人越来越多。**持续性的不规律生活，会使每天的睡眠时间及入睡时间点不一致，生理时钟也因此变得紊乱。**能将这种影响控制在最小限度的就是定锚睡眠法。

定锚就是"下锚"的意思，在固定的时间睡足必要睡眠时间的一半，进而维持一定的生理规律。

若自己的最佳睡眠时间是7小时，便可每天在固定的时间睡足3.5小时，剩下的3.5小时则在适当的时间补睡。另外，将固定的**核心睡眠时间设定在凌晨0点至4点之间，能将身体功能下降的状况抑制到最小限度。**

定锚睡眠的方法

对于经常需要轮班工作的人来说，建议让睡眠时间维持在一个相对稳定的状态。以常见的三班制为例，白天班的上班时间为08:00~16:00，小夜班为16:00~24:00，大夜班为00:00~08:00。

若前一天白天班的睡眠安排在23:00~07:00，那么隔天小夜班的睡眠可以排在03:00~11:00，中间重叠的睡眠时间（03:00~07:00）就是一段定锚睡眠。

若前一天小夜班的睡眠时间是05:00~13:00，则隔天大夜班的睡眠可以安排在09:00~17:00，中间重叠的睡眠时间（09:00~13:00）也是一段定锚睡眠。

重叠的睡眠时间就像是设定界限的船锚，让人不论在何种轮班情况下都会有一段共同的、固定的时间可以好好休息，进而让作息维持在相对稳定的状态。

晚上熬夜的应对法

睡眠最主要的目的就是让大脑获得休息，越是不眠不休地工作，越会让表现变差。起床17小时后，工作效率会下降到血液中含有0.05％乙醇的程度。熬夜赶工并不可取。

若早上6点起床，晚上11点左右大脑就会处于困倦的状态。**晚上睡意袭来时，可以先睡90分钟。**时间允许的情况下，可以先睡几个小时，凌晨之后再起来继续工作。这样就能在被迫熬夜时最大限度地保证休息。

如果担心在舒适的环境下入睡会爬不起来，可以选择躺在沙发或地板上休息。此时不用关灯，用眼罩或是手帕稍微遮挡光线即可。

小睡一会儿后，可以去吹吹冷风、伸伸懒腰，以赶走余下的睡意。若工作到一半睡意再度袭来，就坐在椅子上以坐姿小睡15分钟。

熬夜时的小睡法

● 睡意袭来时，小睡90分钟。

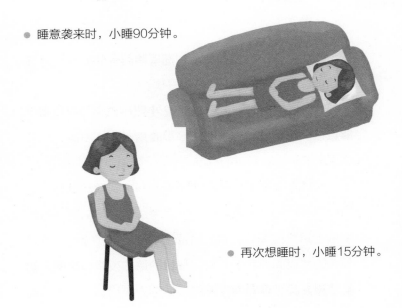

● 再次想睡时，小睡15分钟。

忍住睡意并喝咖啡来保持清醒，会适得其反。一定要补充水分和营养，可进食热粥、热牛奶、肉骨头汤，以及含镁的蔬菜和水果，但是不要吃甜食。

咖啡因的功效，只是阻断睡眠物质对睡眠中枢的作用，疲劳仍会持续累积，工作效率也随之下降。秘诀就是好好小睡一会儿，如此一来即使熬夜也能顺利完成工作。

消除时差的方法

　　倒时差会让人身心疲惫，**而消除时差的秘诀，就在于饮食、光线及飞机上的睡眠方式。**

　　哈佛大学的研究显示，**16个小时不进食再吃早餐就能直接消除时差。**这是利用了早餐前长时间空腹，用餐后生理时钟就会重置的机制。

　　而且在飞机上尽量不要睡着。一定要睡觉的话，应选择在航程的前半段入睡，并控制在1～2小时。飞行途中戴上眼罩和耳机，利用眼罩和座位上的"夜光"营造与目的地时间一致的效果。**在目的地的夜晚到来前，切实地积累睡意是非常重要的。**抵达酒店后，先吃点儿简单的晚餐，再去慢跑或散步，让身体动一动。积极锻炼身体，第二天早上晒晒太阳，就能调整好时差。在饮食方面，要记住高蛋白的食物能使你更加精神，而高碳水化合物的食物则会令你昏昏欲睡。

　　假如时间充足，在出发的三天前就可以逐渐调整睡眠时间。调整生物钟的最佳时间是凌晨4点（出发地的时间）。每天花1小时来改变睡眠习惯，当你在目的地降落的时候，就能轻松适应当地时间。

100种简易舒眠法

身体不舒服的入睡方法

043 脚抽筋时穿上袜套保暖

　　脚抽筋的主要原因是肌肉疲劳、水分不足、脚部着凉。

　　若是运动过后的肌肉疲劳，可在洗澡时按摩双脚。冬天脚抽筋显然与脚部着凉有关，夏天也是如此，因此，建议大家夏天时也要穿袜套。夏天，很多人会穿短裤或五分裤入睡，在肚子上盖毛巾被，但脚会露出来。**到了清晨，气温、体温下降时，双脚就会着凉，容易引起抽筋。**不仅如此，夏天睡觉时流汗较多，会造成水分不足。

　　为了让热气从脚尖散出去，冬天穿袜子睡觉的人不妨试着改穿袜套。在脚部散热时袜子会吸收汗液，因而带有热气，有时反而会让脚着凉。

　　平时预防抽筋的方法有补钙、大量喝水、经常锻炼身体、穿舒服的鞋子、睡觉时拉松被褥。此外，睡觉时也要注意姿势的变化，如坐姿睡姿可避免神经和血管受到压迫。

044 转舌头运动对抗打呼噜

当我们睡觉时，经常不自觉地用嘴巴呼吸。但你知道吗？用嘴巴呼吸会引发压力反应，让人容易疲惫，更会影响到睡眠质量。

张嘴呼吸就是导致打呼噜的关键因素。睡觉时用嘴呼吸，口腔后方的悬雍垂会堵住呼吸道，提高气流通过时的阻力，引起呼吸道的共振，从而发出打呼噜的声音。睡眠呼吸暂停这种疾病，就是打呼噜的严重版，睡觉时可能会停止呼吸。

睡眠呼吸暂停发作时，呼吸道可能在睡眠中堵住数十秒，使血液里的二氧化碳升高，血氧量降低，人就会在大脑的驱使下醒过来继续呼吸，但一旦呼吸恢复正常，人又会马上睡着，一个晚上的睡眠，可能要反复折腾许多次。因此，打呼噜会降低我们的睡眠质量。即使没有失眠，起床后也昏昏沉沉，丝毫没有消除疲劳。

打呼噜和睡眠呼吸暂停，很大程度上和我们依赖嘴巴呼吸有很密切的关联。但怎么才能从用嘴巴呼吸改变成用鼻子呼吸呢？

转舌头运动

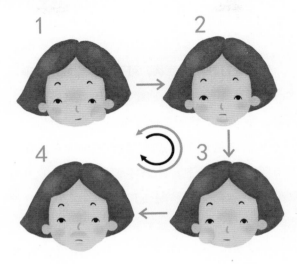

1

2

3

4

　　我们要先有意识的养成闭嘴呼吸的习惯，再着重锻炼舌头的肌肉力量，让口腔和咽部保持畅通，来解决睡觉打呼噜带来的困扰，这部分可以用"转舌头运动"来进行锻炼。

　　轻轻闭上嘴巴，用舌尖轻推口腔内侧，慢慢绕圈，以左颊内侧2次、右颊内侧2次为1个组合，早中晚各做3次以上。刚开始做这个动作很快就会觉得疲劳，可以慢慢地增加次数，直到习惯为止。当我们打呼噜的症状逐步减轻时，睡眠也自然得到改善。

打呼噜严重时，换成孕妇睡姿

想减轻打呼噜的症状，可采取侧睡或是趴睡。

若是体型偏胖的人，建议采用"辛氏卧位"入睡。孕妇到了怀孕后期，会以"辛氏卧位"姿势入睡。这是一个有点儿像趴睡的侧躺姿势，下方手臂放在身下，上方手臂轻轻弯曲，上方脚的膝盖要弯曲。搭配使用靠垫，找到自己舒适的睡姿。

打呼噜是呼吸道变狭窄所引起的现象。**仰睡时，由于重力的关系，舌头会往喉咙深处后退，造成呼吸道变窄，容易打呼噜。**

另外，喝酒会让肌肉松弛，打呼噜也会因此变严重。若只是偶尔轻微打呼噜，调整枕头高度即可改善症状。

100种简易舒眠法

辛氏卧位

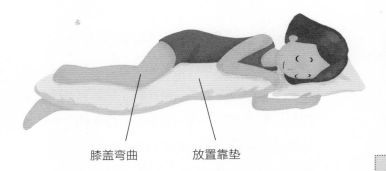

膝盖弯曲　　　　放置靠垫

　　侧睡时，背部垫个枕头能缓解打呼噜的症状。但是在背部固定枕头，仰卧就会不舒服，这时可以试试侧睡。在丝袜内放网球后绑在腰部，让腰部靠到球，也可以达到相同的效果。

　　如果晚上打呼噜严重，并且在睡眠时间充足的前提下，起床后仍然睡意强烈，那么可能患有阻塞性睡眠呼吸暂停低通气综合征，应及早接受专业医生的诊断。

046

睡觉时腰痛，一条毛巾即可解决

拥有翘臀，曲线完美，是不少女性向往的身材，然而入睡时却让人苦不堪言。因为臀部与腰部的弯曲程度差太多，腰部得不到休息甚至受到挤压，便会导致腰痛。也有不少男性因为是臀部比背部突出的"骨盆前倾"体型，而深为腰痛所扰。有这种烦恼的人，可将毛巾放在腰部的空隙，间接地让腰部紧贴在床垫上再入睡。

将毛巾的长边折3次，与身体垂直放置，这样翻身也能碰到腰，接着配合腰间空隙，调整毛巾的厚度即可。

因睡硬床垫而腰部不适的人，请务必试试这个方法，能让腰疼得到有效舒缓，促进睡眠。

100种简易舒眠法

用毛巾有效改善骨盆前倾造成的腰痛

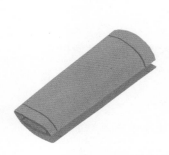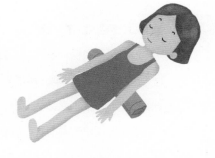

1. 将薄毛巾的长边折3次。

2. 将毛巾置于腰间空隙，垂直躺在上面。

  使用薄毛巾，调整至腰部不适感较弱的状态即可。

  另外，在膝盖下放靠垫，也能减轻腰痛的症状。这是因为膝盖垫高后可伸展腰部，从而使腰碰到床垫。

  腰痛时试试侧躺等不同的姿势，找到适合自己，可以减轻疼痛的睡姿。

047 垫高双脚，击退水肿

　　工作需要站立或久坐在办公室，并且长时间维持着同一个姿势的人们大多有一个共同的烦恼：傍晚时分，脚总是肿的。即使到了晚上，水肿也没有消退，这让人难以入眠。

　　造成水肿的原因，是由于血液难以回流至心脏，也就是心脏通过动脉将血液输送至全身后，血液从静脉回流至心脏的功能变差了。特别是高龄女性，由于肌肉量变少，**肌肉帮辅作用不足，极易造成水肿**。上年纪后，防止血液逆流的静脉瓣膜功能也会变差。

　　解决水肿的方法就是将脚垫高后入睡。将靠垫放在小腿下仰卧，等15分钟左右，待水肿的状况减轻后，再将靠垫移开。

　　无法消除水肿时，建议穿睡眠用的减压袜。这种袜子从脚踝处加压，朝着膝盖方向渐进式地减轻压力，能帮助静脉运行。睡眠用的款式比白天用的款式更舒适，并且为了不阻碍散热，采取了不包覆脚趾的设计。

改善睡眠环境，
助你一夜好眠

人生有 1/3 的时间在睡眠中度过，
舒适的环境对睡眠帮助很大。
本章将介绍舒眠环境的打造方法，
让你在力所能及的范围内，
为自己布置良好的睡眠环境。

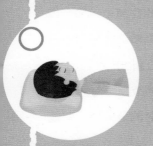
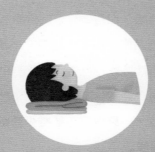
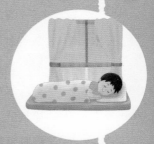

穿舒适的衣服

048 适当裸睡，提升睡眠质量

　　裸睡可分为全裸睡和半裸睡。半裸睡是指只穿内裤而赤裸上身。

　　裸睡的时候，人体暴露了更多的皮肤，从而变得更容易吸收氧气，促进了皮脂腺和汗腺的分泌，有利于皮脂的排泄和再生，从而达到美容效果。裸睡还能缓解腹部内脏及神经系统的紧张状态，促进血液循环，加速新陈代谢，也可以改善手脚冰冷的症状，有助于人体进入深层睡眠。此外，裸睡还能减轻因为紧张引起的慢性便秘、慢性腹泻、痔疮等症状。最后，裸睡还有舒缓精神压力，缓解失眠、多梦、头痛的功效。

　　尝试裸睡，记得要保证睡眠空间的安静和通风，调整到合适的温度、湿度，被单、床单勤换洗。还有一点很重要，那就是务必洗澡，要注意重点部位的卫生。

　　不穿内衣会感到不安的人，可替换成睡眠专用的宽松款式。总之，**只要尽可能减少睡眠时的束缚感，就能提升睡眠品质。**

049 换上睡衣，消除疲劳

就像游泳时穿泳衣，跑马拉松时穿运动装一样，**适合睡眠的衣服不是家居服，而是睡衣。**建议选择棉、丝、有机棉、双面针织布或双层纱等较柔软材质的睡衣。夏天则选用不会贴在肌肤上的杨柳丝、泡泡纱、双层纱，这样穿起来比较舒适。

睡眠时束缚越少越能感到舒适。身穿家居服时，由于家居服的材质和棉被的摩擦力较大，翻身时会带着棉被一起翻动，导致必须更加用力。**而换穿睡衣的话，翻身时就不会拖到棉被。**

冬季款的家居服，蓬松柔软，不仅摩擦力大，而且也不吸汗，无法调节体温。特别是连帽T恤最不适合，会让头部感到疲劳。为了在睡眠中更好地消除疲劳，还是穿上睡衣吧！

选择睡衣的重点

- 有无束缚感。

- 吸湿性是否良好。

- 触感是否良好。

- 是否感觉宽松，活动时没有紧绷感。

- 翻身时，衣角是否会卷起。

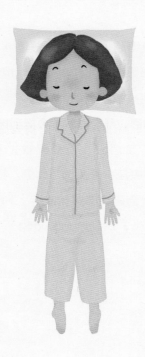

050　丝制睡衣最有益于睡眠

　　丝是我们美丽的好伙伴。丝的材质**不仅不刺激肌肤，也适合用在改善睡眠上**。进入睡眠状态后，人体的出汗量会变多，睡眠中会流约1杯水的汗量。**对直接接触皮肤的丝织品而言，具有良好吸湿性的材质最为舒适。**

　　丝的吸湿性是棉的1.5倍，所以布料不易受潮，可常保干爽。

　　丝具备冬暖夏凉的特性，在睡眠时能温和地维持体温，使其在0.5～1℃的范围内小幅变化。

　　丝很轻盈，因此穿丝制睡衣入睡能轻松翻身。丝所含的丝胶蛋白亦近似于人体肌肤的成分，所以亲肤性佳，触感也相当舒适。这种舒服的感觉，**可使促进放松的副交感神经层级提升，**让人更容易进入睡眠状态。

用保暖套装抵御寒冷

　　睡着也消除不了疲劳、早上难以清醒、半夜要上好几次厕所……这可能是畏寒之故。

　　耳朵摸起来有发硬的感觉，其实是身体着凉的征兆。

　　女性朋友最好不要穿内衣或塑身裤束缚身体，这样会导致血液循环变差，手脚无法保持温暖。而且如果**肢体末端一直处于冰冷状态，身体的深部体温就无法下降，也就无法进入熟睡**。为了让副交感神经切实发挥作用，达到放松效果，保证腹部和手脚都处于温暖的状态是很重要的。

保暖舒眠套装

- **护腰内裤**
  就算翻身也不会乱跑的护腰内裤能包裹腹部。

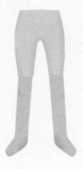

● 袜套和袖套

袜套、袖套可对折成两层，也可直接使用，能温暖冰冷的手脚。

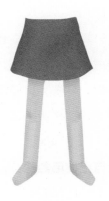
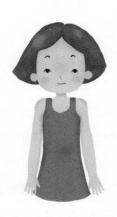

小贴士　着凉的人尝试着使用护腰吧！与内裤一体成型的款式，随意活动也不会卷边，非常好用。

选择舒适的寝具

052 低矮的枕头更适合身体

人们常说"高枕无忧"，其实这种观点是不科学的。枕头过高，容易造成颈部肌肉紧张、大脑供血不足，出现头痛、头晕、耳鸣、恶心等症状，对睡眠时的呼吸也不好。现实生活中，大部分人使用枕头过高。

请记住，**只有使用适合自己使用的枕头，才有助于提高睡眠质量。**

根据以下5种情况来判断你应该使用的枕头

- 早上起床，颈部或肩部觉得很僵硬。这可能是因为枕头太高、太低、无安定感，或者不符合颈部的弧度。

- 睡到一半会拿开枕头。这可能是因为枕头的大小不合适。因为躺在枕头上不舒服，所以你才会拿开枕头。

- 仰卧时，颈部会有皱纹。这说明枕头太高，因为合适的枕头是可以伸展颈部的。
- 只能侧睡。枕头太高，仰卧会觉得不舒服。
- 手放在枕头上。这说明侧躺时枕头太低，或者仰卧时颈部太低。

枕头最主要的功能在于躺下能维持和站立时一样的自然姿势，重点是能支撑颈部和枕部，填满两者与床垫间的空隙。

每个人的体型、睡眠习惯不同，适合的枕头高度也不一样。到店内寻求咨询时，建议穿着舒适度近似于睡衣的服装前往，以便测试枕头的舒适度。下面是选购枕头的重点，换枕头时可多加参考。

选购枕头的重点

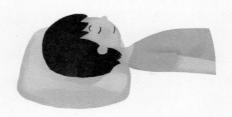

1.仰卧时能自在呼吸，确认颈部是否有皱纹

确认枕头的高度和形状是否合适。不仅要注意整体高度，也要确认从颈部到枕部的形状是否适合自己的体型，应选择无压迫感、头躺上去感觉刚好合适的枕头。

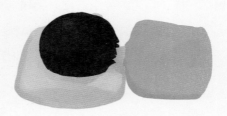

2.确认侧躺时肩膀是否有压迫感

先仰卧在枕头中央，再翻身，枕头的左右两侧都侧躺试试，确认是否能睡得舒服。选择两侧较高的枕头，就不会压迫肩膀。

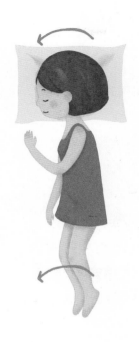

3.确认是否容易翻身

人在入睡时大约会翻身20次，需确认翻身的动作是否顺畅。枕头两侧较高的话，侧躺会较舒服，所以左右两侧的高度也很重要。参考标准为比脖子高2~3厘米。

4.放松全身，看看是否舒服

如果枕头高度及形状符合自己的体型，而且使用了自己喜欢的材质，躺下来就能放松全身，感到十分舒适。甚至会让人忘了枕头的存在，感觉与身体合而为一，这样的枕头才是最适合的。

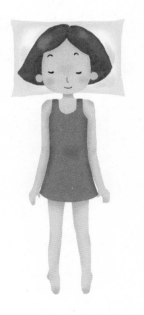

第三章 改善睡眠环境，助你一夜好眠

053 自制浴巾枕头

　　本篇要介绍的是一种简单实用的浴巾枕头的制作方法。

　　由于浴巾的尺寸及厚度不同，大概需要3条或4条。请选择柔软、棉质较好的浴巾。

　　用浴巾就能轻松做出适合自己的枕头，而且还便于调节高度，不会造成落枕现象。

　　浴巾枕头的作用就像是做衣服时的假缝一样。通过体验，各位应该会发现，**适合自己身体的枕头比想象中的还低。**通过这种体验还能培养自己在店面选购枕头的判断力，可以试试。

100种简易舒眠法

浴巾枕头的制作方法

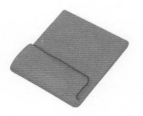

1. 先将一条浴巾折4次，再将一头折叠约10厘米。

2. 再对折，将折起来10厘米的部分包起来（躺下时靠在颈部以下的部分）。

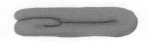

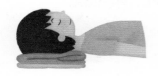

3. 太低的话，下面再加一条平整折好的浴巾。

4. 将卷成圆筒状的浴巾放在左右两侧，需比中间的浴巾高，以便侧躺时使用。

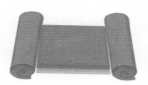

054　合适的床垫很重要

支撑身体的**床垫和枕头，是寝具中最重要的物件。**床垫很难一眼看出不同，先来了解一下挑选床垫的基本方法吧！

"低反弹"床垫会缓缓下沉、缓缓恢复，能有效分散身体压力，适合入睡后不爱动的人或是短睡眠者（睡眠时间只需3～4小时）。

"高反弹"床垫有多种硬度可选择，较硬的床垫适合经常运动的人。仰卧时，如果腰部的下方悬空，说明背部和床垫之间有空隙，就表示床垫过硬。

习惯睡低枕头的人，如果睡硬床垫会压迫肩膀，建议选择较柔软的床垫，适合选择兼具柔软触感与适度反作用力的"中反弹"床垫。

以床垫来说，"分散身体压力"和"容易翻身"两者间的平衡很重要。一般而言**身材苗条的人适合"软床垫"，标准体型的人适合"一般硬度床垫"，身体结实的人则适合"硬床垫"。**

但具体适用于哪种硬度的床垫，需要每一个人亲自去研究，毕竟无论是偏硬还是偏软，完全是个人的偏好，最主要是符合你过去的习惯和身体的状况。另外，在店里试躺时，最好能配合枕头一起试用。

选择床垫的重点

● **太硬**
床垫如果太硬，则会使背部、臀部、后脚跟受到压迫，难以消除疲劳。

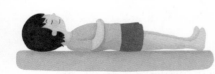

● **太软**
床垫如果太软，臀部下沉时就会造成身体负担，而且不易翻身，影响睡眠。

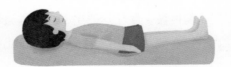

● **软硬适中**
软硬适中的床垫，人躺在上面容易翻身，稳定性好，更贴合身体曲线。

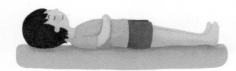

055 选羽绒被要看蓬松度

在选择羽绒被之前，要先了解羽毛被和羽绒被的不同之处。

使用在寝具上的禽鸟毛有两种，**即像蒲公英毛球般柔软的"羽绒"，以及带有羽梗的"羽毛"**。羽绒是长在鹅、鸭的腹部、呈芦花朵状的绒毛，羽绒球状纤维上密布着千万个三角形的细小气孔，能随气温变化而收缩膨胀，具有调温功能。而羽毛既无蓬松感，又没有调温功能，不适合做棉被。价格太过便宜的羽绒被，大多数是羽毛被。

一般而言，建议大家选购含绒量90%以上的羽绒被。要注意的是，在制作过程中，多少都会混入羽毛，所以不大可能有100%的纯羽绒。我们在购买时，选择90%~95%含绒量的羽绒被就可以了。

另外一个重点则是蓬松度。羽绒的蓬松度是指1盎司（约30克）羽绒所占体积立方英寸的数值。羽绒越大，蓬松度就越高，表示羽绒的品

羽绒和羽毛

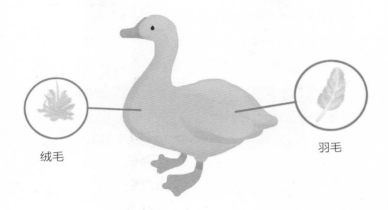

绒毛   羽毛

质越好。羽绒制品以蓬松度500～1000为佳。目前，最好的国产羽绒的蓬松度大约在700左右。

从蓬松度的检测上来分析，羽绒比蚕丝、棉花等保暖材料都要高一个等级，比如最低标准的含绒量90%的鸭绒要比蚕丝和棉花的蓬松度高。

购买时，可以检查商品标签上的标识，若符合国家标准（羽绒羽毛为GB/T 17685–2016，羽绒羽毛被为QB/T 1193–2012）即可放心选购。

相对来说，好的羽绒一般来自体型较大、发育较成熟的禽类，因此鹅绒会稍好于鸭绒。

羽绒被的被芯分为白鹅绒、灰鹅绒、白鸭

绒、灰鸭绒、鹅鸭混合绒等多种。被芯质量的高低，主要取决于其标准含绒量和充绒量。由于无法看见被子里面的填充物，因此市面上也有不少劣质品，选购时务必仔细确认。

使用的绒毛越好，包裹绒毛的被套品质也就越高，大多会采用轻薄柔滑的材质，使用起来十分舒适。随着年龄的增长，人的体力也会慢慢变差，此时使用轻巧又具分量感的绒毛被就十分合适了。

还要强调的一点就是羽绒被的锁绒能力。鹅绒被再优质，面料再好，如果锁不住羽绒，那绝对不是一床好的羽绒被。谁都不希望自己被子里的羽绒，跑来跑去，一边空荡荡、一边聚成堆。

因此，**选择既保暖又轻巧的羽绒被，能帮助我们拥有更舒适的睡眠。**在购买前了解羽绒被的选购事项和保养重点，选择适合自己的被子吧。

购买羽绒被的注意事项

- 用手按压羽绒被后放开，是否会恢复蓬松。

- 羽绒被是否有像动物的味道，或者令人不悦的臭味。

- 羽绒被的缝线是否漂亮，绒毛是否会跑出来。

- 轻轻拍打羽绒被是否会扬起灰尘。

- 确认绒毛的填充量是否为1.0～1.2千克（单人尺寸）。

- 羽绒被的蓬松感是否足够。

保养重点

- 在上午10点至下午3点之间进行保养。

- 晾在通风良好的阴凉处。

- 每一面晾1小时。

- 每月保养1～2次。

- 不要拍打，轻轻拂去灰尘即可。

小贴士　请注意，过度的高温会加速羽绒被劣化。

寝具保养

056 延长寝具的寿命

寝具并不能用一辈子。寝具的标准使用寿命是**床垫7～10年、垫被3～5年、枕头1～5年**。支撑全身重量的床垫，以及支撑头部的枕头，它们的寿命比想象中还短。**延长寝具寿命的秘诀就是经常晾晒。**

洗餐具用的海绵，刚开始使用时质地较硬，但吸入水分后就会变软。寝具也是一样，一旦含有湿气就会失去弹性，变得软塌，**靠着背部的垫被和铺在床垫上的保洁垫最容易累积湿气。**由于汗水、皮脂分泌物的缘故，枕套会滋生许多细菌，应3天换1次，床单或被套应1～2周换1次。按照以上步骤做好保养就能让寝具常保如新。

所以，每周要晒1次寝具，或是用烘被机去除湿气。起床时用电风扇吹一吹寝具也不失为一个好方法。

要定期把床垫翻转使用，可以上下翻转或首尾对调，一般家庭3~6个月换位一次即可。除使用床单外，最好能给床垫套上床垫罩，避免弄脏，要勤清洗床罩、床单，以保证卧室环境的清洁卫生。

另外，平时不要经常坐在床的边缘，因为床垫的边角是最为脆弱的，长期在床的边缘坐卧易使护边弹簧损坏。

枕头的保养与床垫类似。枕套或枕巾需要常洗常换；枕芯至少每两年更换一次，每周晾晒一次；若是可水洗的枕头，使用一段时间后，可以用性质温和的洗衣液清洗再烘干，这样较容易恢复枕头原有的弹性。

小贴士 晾晒寝具时，注意不要在阳光下暴晒！

057 用毛巾修补凹陷的寝具

　　如果早上起床发现腰部使不上力气，可能是寝具凹陷的原因。臀部的重量最重，所以是寝具功能衰弱最快的部位。可先用手掌轻压平常臀部与垫被或床垫接触的位置，**接着在凹陷处放入毛巾，这样能减轻腰部的无力感。**

　　铺毛巾时，首先，将手帕折起放在凹陷最深的地方；然后将洗脸毛巾折3次后叠在手帕上；接着再放上折2次的浴巾。

　　用手掌轻压毛巾，确认凹陷处是否与其他地方无高低差，若没问题的话，再铺上床单即可。

　　用这种方法修补凹陷的寝具，能减轻睡眠时腰部的不适感，消除疲劳。但受损的寝具不宜长期使用，要及时更换，以确保睡眠时的舒适度。

100种简易舒眠法

毛巾修补法

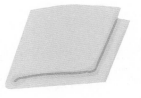

1. 将手帕折4次，放在凹陷最深的地方。

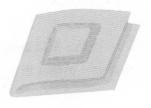

2. 接着将洗脸用的毛巾折3次，叠在手帕上。

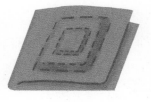

3. 将浴巾折2次后，放在最上面。

小贴士 按照上述方法修补凹陷的寝具能提升舒适感。在换购寝具前，请一定要试试。

058

快速更换被套

更换床单、被罩不要超过两周，因为当你每晚入睡的时候，被子上沉积的油脂、灰尘会附着到皮肤上。

入睡时会流汗，因此床单、被套上的汗水与油脂比肉眼看到的多。在这种状态下，不仅尘螨容易繁殖，也会导致皮肤问题。因此，**要以夏天每周1次、冬天每两周2次为标准，更换床单、被套。**

在更换被套时，要将手伸进被套里将绑绳系于棉被上，这是相当烦琐的步骤。大家可以参考下图中更换被套的诀窍，快速解决这项工作。

快速更换被套的诀窍

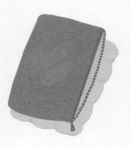

1. 翻出被套的里层，放在摊平的棉被上。

2. 将绑绳系于棉被上，
   防止棉被滑动。

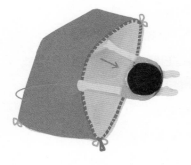

3. 手伸进被套内，抓住里面
   的两个角，一口气翻面。

4. 最后拉上拉链即可。

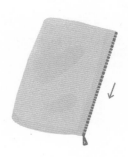

059

对抗尘螨的方法

造成异位性皮肤炎、气喘的主要原因是室内灰尘。室内灰尘含有死去的尘螨实体及其排泄物，这是造成过敏的主因。活着的尘螨，体内含有的水分比较多，不会直接被人吸入鼻腔，但干燥后的尘螨尸体及其排泄物会逐渐变成粉末状，容易与灰尘一起被人吸入。

在温度50℃以上、湿度50%以下的环境中尘螨会死亡，所以**可通过日晒、烘干等方法尽可能地维持干燥状态**。湿度上升时，在房间内开除湿机也是清除尘螨的一种方法。

日晒后，再用吸尘器吸走尘螨的尸体。人类的头皮屑是尘螨最爱的食物，所以优先清洗枕头吧！

尘螨的孵化需要1～2周的时间，其排泄物具有易溶于水的特性，所以每周至少要清洗一次枕套、被套与床单。

尘螨喜好高温潮湿的环境，因此棉被很容易成为尘螨的温床，棉被、床垫、枕头里尘螨的数量高达数万只。尘螨在温度20～30℃、湿度50～75％时最容易繁殖，如果地处南方，从梅雨季到夏天的这段时间，尘螨的数量会快速增加。

　　对抗尘螨的**有效方法是勤晒棉被，等干燥后再用吸尘器吸干净，并且每周清洗一次枕套、被套与床单。**如果没有晾晒的条件，可以考虑使用除螨机。

　　此外，房间的灰尘上也会寄生很多尘螨，打扫室内卫生、保持清洁对于除螨防螨也有重要的作用。另外，保持室内的通风透光，使房间保持干燥，能从大环境上抑制螨虫的滋生。

　　在舒适的环境下，安静地入睡吧！

布置舒适的卧室

060 米色系使人轻松

你的卧室是什么颜色的？鲜艳的颜色？单调的黑白色？你可能想不到颜色对人的情绪也会有影响，卧室的颜色可能就是让你远离舒眠的原因。

有实验是通过测试对光紧张度，了解人类身体对色彩、光线的反应。结论是最令人轻松的颜色是米色系和其他柔和色系，这些颜色都能给人带来温和感甚至温馨感。虽然鲜艳的蓝色或绿色也有使人轻松的效果，**但建议装饰卧室还是以放松效果较好的浅色系为主。**

反之，鲜艳的红、黄、橘则会让大脑兴奋，不适用于卧室。若卧室有大面积这种色调，会给人太强烈的刺激，就有可能睡不着。

在装饰卧室时，将全部区域**划分为"基底色""辅助色""强调色"来规划吧！** 基底色是指将床、墙壁、天花板等作为背景的颜色。辅助色则是占了较大面积的被套、窗帘等非建筑结构物的颜色。装饰卧室时，选择能与基底色相互协调，并兼具轻松效果的颜色即可。

颜色	测验值	精神紧绷度
米色系、柔和色系	23	轻松
蓝	24	
绿	28	
黄	30	紧张兴奋
橘	35	
红	42	

可为整体加入变化的强调色，即用于抱枕、灯光的颜色，从而突出个性。**颜色要控制在3色以内，比较容易协调。**

人体对颜色的反应是个性化的，找出最能让你放轻松的颜色，才能布置出利于舒眠的卧室环境。

依据生活方式更换窗帘

入住酒店时，你有过早上起来房间一片漆黑，很难快速起床的经历吗？

窗帘的透光率，可以分为4个等级：

- 1级　　遮光率100%（全面遮光）
- 2级　　遮光率80%～90%（有效遮光）
- 3级　　遮光率60%～80%（半遮光）
- 4级　　遮光率50%（适度遮光）

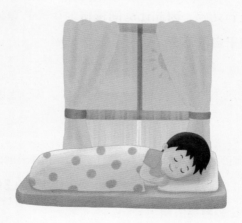

有些酒店使用的窗帘是完全不透光的1级遮光窗帘，每个家庭可根据实际情况选购不同等级的窗帘。

建议因为工作的缘故，**需要在白天睡觉或容易受到光线刺激的人，选用1级遮光窗帘。想让房间内有光线照进来，可使用2级遮光窗帘。若希望有一些透光，可以选择3级遮光窗帘。**早上不爱起床的人，选用适度遮光的一般窗帘，让早晨的阳光照进卧室吧。

就算闭上眼睛，人的大脑还是能通过视网膜感受到光照，**因此让房间慢慢地明亮起来，更有利于自然清醒。**然而，如果一大早阳光就照进卧室，人会因光线的刺激而突然清醒。特别是在日出时间较早的夏天，善用遮光窗帘尤为重要。

据说，遮光窗帘原本是为白天需要睡觉的人开发出来的产品。要结合自己的生活方式及住宅环境，选择合适的窗帘。

062 睡前关掉小夜灯

　　日本奈良县立医科大学以528个样本为研究对象，研究睡眠时的光线强度与肥胖率的关系。发现在接近全黑、照度不满3勒克斯的环境下入睡的人，与在照度9勒克斯环境下入睡的人相比，后者肥胖的概率是前者的1.9倍，且罹患中性脂肪数值偏高的"高血脂症"的人多了1.7倍。《美国流行病学》杂志2014年发表的研究显示，在10万名女性中，夜晚长期暴露在光照下的人有14%超重，25%肥胖，16%腰围大于35英寸（约89厘米）。

　　开着灯睡觉不但直接影响睡眠质量，容易导致肥胖，还会影响激素分泌，增加罹患糖尿病、忧郁症甚至癌症的概率。这主要是因为**"褪黑素"的分泌受到了影响。**

　　褪黑素是一种昼夜节律激素，它对人体脂肪代谢紊乱可以起到缓解作用。褪黑素的分泌受光的调控，在夜间黑暗环境下分泌水平增高，即使是微弱的灯光都会影响褪黑素的产生。**当人体中缺少褪黑素时，脂肪代谢紊乱难以得到有效的调解，最终会影响肥胖和其他疾病的发生和发展。**

不过，对习惯开小夜灯入睡的人来说，若环境突然变暗，可能会因不安而无法入睡。所以，刚开始可以先换成光线柔和的地脚灯，重点是不要让光线直接照进眼睛。

半夜起来上厕所时开灯，会因光线太强而难以再次入睡。建议可以更换成照明度较低的灯具，如附有感应器的地脚灯，只要感应到人的活动就会自动亮灯。还有空调、电风扇、除湿机等家庭电器的显示灯太亮时，可贴上贴纸遮光，尽可能去除令人不舒服的要素。

"整理好房间，就能一夜好眠。"一位收纳整理的专家这样说。的确，房间的整洁程度对人的心情影响很大。

首先，睡前1分钟，先简单整理一下床边。接着再看看房间的其他地方是否需要进行整理，如床头柜、衣柜、电脑桌、书柜等，将废弃的东西及时扔进垃圾桶，暂时不用的东西收纳起来。早上起床后，整理好被子、枕头，打开窗户换换气。只需这么做，就能每天舒服地入睡。

患有忧郁症的人，可能会因为身心疲惫而没有力气整理房间，导致房间凌乱不堪。但是太过凌乱的环境会影响人的心情，做任何事都觉得很麻烦，心灵也渐渐感到疲惫。

就算在整洁的房间里入睡，也未必能实现"舒适好眠"。**在充满灰尘、湿气的卧室入睡，很难让人感到轻松。**

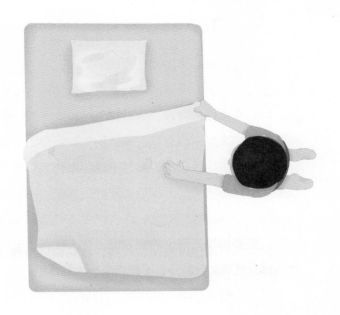

睡前把卧室给整理好，先从枕头周边开始，尽可能减少放置在枕头旁的物品，让房间变得简洁。

顺便给房间做个清洁吧，**整洁无尘的环境让人身心愉悦，能帮助人更快地进入睡眠。**

卧室要通风

卧室通常要选择通风性较好的房间，因为人待在卧室的时间长，对卧室的环境要求高，如果达不到要求，睡眠质量就会变差。虽然空气污染物主要存在于室外，但如果室内没有及时通风换气，甲醛、霉菌、二氧化碳、尘埃、皮屑等空气中飘浮的有害物质就会增多。空气不流通，卧室还容易产生异味、闷热感，甚至降低室内的氧气浓度，让人产生不舒适的感觉。因此，**要养成每天开窗的好习惯，让人夜间呼出的废气通过空气流动分散开，不影响下一次的睡眠。**

早上开窗的时间不宜太早，一般在早上8点左右开窗较为适宜，此时气温升高，空气质量也变得稍好。

卧室作为晚间休息的地方，在睡前也应该打开窗通风。可开窗15分钟左右，让空气流动起来。冬天开窗一般会很冷，如果晚上睡觉的时候感觉到闷，可以起来开窗让房间通风片刻后再关窗睡觉，这样可改善室内空气，使人更易进入深度睡眠。在寒冷和潮湿的雨雪天气，开窗不仅很冷，也容易使室内变得潮湿，因此在睡前可用换气扇换气15分钟。

065 与伴侣一夜舒眠的方法

与伴侣一起睡眠时，能感觉到对方身体的翻动、打呼噜为浅度睡眠。 人在睡眠时经常会不自觉的活动，一半以上的活动是改变睡姿。

那些习惯与伴侣一起睡的人，伴侣不在的时候睡眠的干扰确实会减少；但也有研究表明，年轻伴侣在睡眠时能够协调他们之间的动作。如果卧室内有足够的空间，建议放两张单人床。最好选择不容易传达震动的独立筒式或凝胶式床垫。

随着年龄增长，伴侣共眠的协调性也随着身体功能的下降而降低，选择个别寝具、分房睡的需求也越来越高。60岁以上的老年人，大部分会选择分房睡，或者在同一间房内放置两张床，这更符合老年人的睡眠习惯。

和婴儿不宜相对而睡

在生活中，父母和婴儿面对面睡觉是很常见的，但这种睡眠方式其实既不卫生也不健康，会影响双方的睡眠质量。

父母与婴儿同睡时，会担心婴儿踢被子或不小心滚下床，因此习惯和婴儿相对而睡。这样父母呼出的气体会使婴儿感到不适，因为婴儿可能会吸收父母呼出的二氧化碳，易导致大脑供氧不足，影响婴儿的睡眠，致使婴儿容易哭闹、惊醒。本来父母在带婴儿睡觉期间，由于各种原因，睡眠就不足。如果相对而睡，则会加重睡眠不足的问题。在寒冷的天气里，相对而睡，还容易使冷空气进入被窝，让人在半夜因寒冷而睡眠较浅，需要半夜不时醒来捂被子。

所以，**和婴儿之间分开睡，给彼此充足的新鲜氧气，**才不会影响双方的正常呼吸，有利于提高睡眠质量，这样白天就不会经常出现打哈欠、精神萎靡的现象了。

067 不和宠物一起睡觉

与心爱的宠物一起睡觉，可能会有疗愈效果。然而，处处以宠物为先，**克制自己的行动，的确会降低主人的睡眠品质。**除此之外，和宠物一起睡觉要非常重视卫生问题，平时要经常给宠物做清洁工作。尽量不要让处于脱毛期的动物爬到床上，以免自己过敏。

在睡觉的时候，可以把宠物猫或狗放在另外一个房间，或者在自己的房间里做一张能够让小宠物睡觉的小窝，冬天还可以再加个电热毯。

有研究显示，每周和宠物一起睡觉4天以上的人，有63%睡眠品质不佳。原因在于，除了因宠物的叫声，或是催促主人喂食的动作而中断睡眠外，与宠物一起睡觉也会变得难以翻身。而翻身**具有放松肌肉、消除疲劳、通畅血液及淋巴液的循环、调节体温等功能。**

夏季舒眠小窍门

068 床单下垫纸箱，消除闷热感

　　闷热的夏天里，最让人不舒服的就是背部闷热。

　　背部闷热会让人睡到一半醒来。这时就可以使用家里的纸箱。

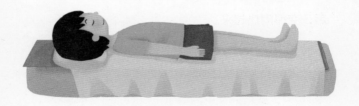

　　我们只需剪裁坚固的纸箱即可制作。将纸箱剪成B4大小（约26厘米×36厘米），铺在背部下方的床单里，床单材质建议使用麻、棉类的平织布。因为纸箱的材质较硬，放在背后躺下时就不会直接接触到床垫，能确保通风。如果没有纸箱，也可用草编垫代替，效果更佳。

虽然草编垫通常作为玄关或浴室的脚踏垫使用，但它垫在后背比纸箱更耐用，背部的通风性也更好。除此之外，采用可让空气流通的立体构造，或是用麻料、灯芯草、竹子等制成垫子，可以更舒爽地入睡。

另外，要注意的是，如果垫子里使用了聚酯棉，即使表面为麻料等触感凉爽的材质，背部也会因为聚酯棉具有易吸热的属性，在躺过一阵子后，变得闷热起来。

只要做好防止背部闷热的准备，即使空调的温度设定较高，也不容易在睡到一半时醒来。建议被子可盖材质轻盈柔软的纱质凉毯或者专用的空调被，不仅通风良好、不易吸热，清洗后也容易晾干。

多想想办法就可以摆脱夏天睡眠的闷热感。

069

自制抱枕，让背部凉爽

侧躺也可以提高背部的通风性。**只要使用抱枕分散身体重量，即使侧躺也能很舒适。**

一般来说，侧躺时压力会集中在身体下侧，**在双腿间夹一个抱枕能分散身体重量，**达到放松的效果，它还能够分散手腕承受的重量。不再使用的棉被，就拿来制作抱枕吧！

先将棉被卷成圆筒状，再用绳子捆绑3~4处，让被子不散开就完成了。抱枕长度在100厘米以上，厚度为10厘米左右会更舒适。如此一来，背部不会闷热，腋下与膝盖也有空隙，这样就能相对凉爽地入睡。

那些看起来厚实又有分量的抱枕，抱起来看似很舒服，但其实不然。用双腿夹住时，髋关节张开太大就会觉得很不舒服。

抱枕的制作方法

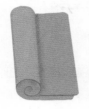

1. 将宽100厘米左右的薄棉被卷起来。

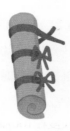

2. 用绳子捆绑3～4处，避免散开。

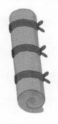

3. 厚度10厘米左右。

冬天时若抱枕大到从被子里露出来，风就会从缝隙处进入被窝，而使人感到冷，所以这时建议选长80厘米左右的抱枕。

你也可以到商场或者在网上挑选一款自己喜欢的抱枕。

配合体温调节空调的温度

夏天想要睡个好觉，**除了使用凉爽的寝具，还要合理地使用空调。**一夜安眠到天亮的关键，在于体温的变化。

刚开始睡着时，人会因为体温下降而流汗，所以一开始室温低一点会比较舒服。**就寝1小时前，将冷气调至25℃，让卧室变凉爽。**入睡时，将温度稍微调高至温暖舒适的程度（26~29℃）。若定时设定，可依据气温变化设定1~3小时。

在炎热的夜晚，将空调一整晚都设定为较高的温度，才能一夜安眠。睡前开启睡眠模式，可让空调在一段时间后自动调高室内温度，不容易让人着凉。使用电风扇时，最好不要直接对着身体吹。**应该让电风扇朝向天花板，并设定转动，利用微风让房间的空气缓缓流动。**

要配合户外气温、自身体质、卧室环境及使用的寝具调整室温。

冬季舒眠小窍门

071 不盖厚被，注意背部保温

冬天太冷睡不着时，就算盖好几层棉被，穿许多件衣服，效果还是不大。**冬天入睡的重点在于，要阻绝来自地面的冷风。**由于闭塞空气的隔热效果更佳，所以可以在床垫或垫被下铺纸箱隔绝空气流通，这样即使只铺上铝箔也能让身体温暖起来。

将棉被折叠起来，发现床垫甚至床板是温的，这就是热量能散掉的证据。特别是肌肉较少的女性及老年人，为了不让身体的热量跑掉，其实低隔热是很重要的。盖被子与背部保温同样重要，两者要保持均衡，假如只是单纯盖被子而忽视了背部保温，那只会增加添被子的欲望，同时压迫到了身体，使血液循环变差，而无法取得较好的效果。**所以，可以选用毛毯或保温效果良好的床垫来温暖背部。**

气血不足的人，更要注意背部保暖。冷天外出时可以在背部贴暖宝宝，温暖背部，全身就会暖乎乎的，血液循环也会变好。

用热水袋预热棉被

室内太冷的话，手脚的末梢血管就会收缩，导致深部体温无法下降，同时长时间用体温焐热棉被，不仅耗费人体的热量，而且人的体表经受一段时间的寒冷刺激后，会使大脑皮质兴奋，从而推迟入睡时间，或是造成睡眠不深。冬天先温暖棉被，能较好地入睡。

一般可以用热水袋、电热毯等来温暖棉被，但如果一时没有或者数量不够的话，可以试试这个简单有效的应急方法。

准备两个矿泉水瓶或饮料瓶。往里面装入1/3的自来水，剩下的部分再装入热水，这样，瓶子里面的水就变成了温水。大约在**睡前30分钟将瓶子放入棉被中背部和腰部的位置，睡前移至脚边即可。**

矿泉水瓶或饮料瓶热水袋的制作方法

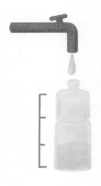 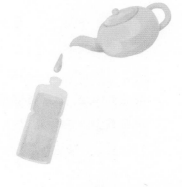

1. 往矿泉水瓶或饮料瓶里装入1/3自来水。

2. 剩余的部分再装满热水，放在床垫上背部、腰部的对应处。

　　一个晚上人会流约1杯水的汗量，在低温、高湿的环境下会觉得更冷，盖棉被也无法变暖和。同时要注意，人在入睡时被窝里的理想温度为33~35℃，相对湿度为55%~60%。若被窝内的温度持续过高，皮肤血管就会扩张，导致血液循环加快、呼吸变深变快、抗御病菌的能力下降，易出现感冒的症状。所以，被窝温度的高低需要把控好。

073

冬季要常晒太阳

到了冬天，早上起床变得很痛苦，还会造成心情低落及疲劳感，这可能就是"冬季忧郁症"。造成冬季忧郁症的原因，是因为**冬天的日照时间较短，若没有晒到阳光，让精神安定的神经传导物质"血清素"就会减少。**冬季忧郁症和一般忧郁症不同的就是食欲和睡意。一般忧郁症的症状是没有食欲、体重减轻、睡不着，但冬季忧郁症则相反，食欲、体重、睡意都会增加。

冬季要多晒太阳，因为气温较低，所以可以接受阳光的直射而不觉得焦灼；同时进行一些户外运动，饮食上补充足够的能量及蛋白质。

如果你特别想吃碳水化合物或者甜食，又或是想睡一整天，完全提不起精神……这时就要注意了，要尽可能多地晒太阳。

改变生活习惯，
提升睡眠品质

每天不经意的习惯，
也可能会影响睡眠品质。
本章将介绍对睡眠有益的饮食、
洗澡方式、运动等基本活动，
以及改善自己睡眠节奏的方法。

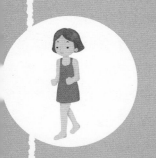
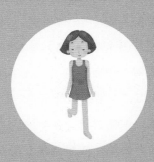
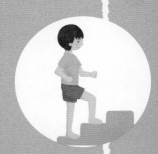

了解睡眠节奏

作息要规律

"日出而作，日落而息。"这句话是说人一天的活动应随太阳的升起、降落而定。人生活的规律性主要受太阳、地球、月亮等天体活动规律的影响。

作息不规律会扰乱人的生物钟，造成睡眠障碍，使人体激素的分泌出现混乱的情况，导致神经紊乱，影响身体健康。

而坚持良好的作息制度，定时起床，定时休息，体内的生理性物质会自动调节，使**睡眠节奏和生物钟同步，到了睡眠时间人就会轻松入睡。**

养成按时起床、按时睡觉、按时工作的习惯，可保证全天精力充沛，不易生病，提高生活、工作效率。一般而言，一天中起床的时间宜在早上5～6点；上午10点至下午3点这段时间，工作效率较高；午睡时间宜在下午1点左右；下午4点左右，适合锻炼。如果合理安排白天的生活，晚上按时入睡，许多睡眠问题便会得到解决。

100种简易舒眠法

075　入睡快，不等于睡眠好

"一闭上眼就能睡着""不管何时何地都睡得着"，要特别注意，入睡快，不等于睡眠质量好。

一般说来，**一个健康的人进入睡眠时间，大约要花10~20分钟。**1分钟就能睡着，表示这个人非常需要睡眠。除此之外，白天的睡意、强烈的疲劳感，其原因往往是睡眠不足。这就是"睡眠不足综合征"的症状，约1%的人患有此症。

睡眠不足综合征的特征为**因睡眠不足造成身体疲劳，但本人却不自知。**患者自认为"工作太忙所以很累"，常会以工作为先，但睡眠时间很少。**如果假期的睡眠时间比平日多2小时以上，就可能是患有睡眠不足综合征的表现。**

持续性的睡眠不足，会加强不安感，也会降低对自己的评价。如此一来，会因为工作效率的下降而花费更多的时间完成工作，更没有时间睡觉，进入恶性循环。

最近工作上经常出错、身体不舒服、常对周遭的人发怒的朋友，无论如何先好好睡一觉吧！

第四章　改变生活习惯，提升睡眠品质

写睡眠日记，掌握自己的节奏

提高睡眠质量是一个循序渐进的过程，所以常常因为进展太过缓慢而感受不到日常的变化。观察睡眠质量的一个好方法就是做记录，比如睡眠日记。当你决定解决睡眠问题时，你就可以凭借这个宝贵的工具评估一下自己的睡眠状况。

睡眠日记是用来记录夜晚睡眠的时间、白天犯困的时间、午睡时间、各阶段的睡眠质量等内容的评估工具。同时，记录工作、家事、饮食、洗澡等白天的主要活动，观察当天的生活状态与睡眠满意度的相关性，借以**了解适合自己的舒眠法及最适合的睡眠时间。**只需在早上记录前晚的睡眠和醒来的感觉，晚上入睡前记录白天发生的事就可以。

有位开始记录自己睡眠日记的女性，之前只睡5个小时，通过睡眠日记认识到6小时最适合自己，实际执行后，白天的心情有所改善，工作效率也大幅提升。

开始记录后，**要注意尽可能按规律起床，先试着记录一周吧！**

077 周末不要睡太多

持续的睡眠不足，会让疲惫感持续累积。就算每天都睡上6个小时，但只要持续超过10天，依然会像通宵熬夜一样，让头脑变得昏昏沉沉。长期的睡眠不足，就像是一笔与健康密切相关的欠款。无论是钱还是睡眠，"负债"总有一天要偿还。

一到周末，很多人会用"补觉"来消除睡眠不足，以此还清"睡眠债"。虽然这里把周末的长时间睡眠简称为"补觉"，但要还清"睡眠债"是不可以睡太久的，为了避免生物钟混乱，能保持平衡的"补觉"才是有益的。

周日需要补觉的话，要以1小时为限。如果连周日都起得很晚，就无法在平常的时间入睡，不能精神充足地迎接周一。当然，最理想的情况是非周末与周末在同一时间起床。

睡不着时不要睡

即使尝试各种放松法，仍会有睡不着的时候。此时，**越是想睡觉就越会着急，越着急就越会紧张，结果更无法入睡。**人的精力会集中于人们的意识所向之处，越是意识到"睡不着"，就越会向"睡不着"的状态提供能量。这就像是往火里加木材一样，一直让"睡不着"的火焰熊熊燃烧。

这和恋爱很相似，双方的思念强度相等时，就能建立良好的关系。但若其中一方的思念太过强烈，就会给对方造成负担，使对方想逃跑。

若一直想"我想睡，我想睡"，追着想要入睡的念头跑，反而会离睡眠越来越远。可以先让兴奋的意识冷静下来，如果躺在床上超过30分钟仍无法入睡，先起来做些静态的事，可以静坐一会儿等待睡意来临。

"睡不够的话，就睡个午觉！""今天睡不着的话，就明天再睡。"无论睡不睡得着，只有这种松弛的想法**才能让自己处于放松状态**，睡眠才会离你越来越近。

睡不着时就不要睡，想睡时再睡。请务必记住这个简单的原则。

不睡回笼觉

人在刚睡醒的时候，大脑由抑制状态向兴奋状态过渡，可此时大脑皮质还会自动发出浅度睡眠的指令，让人想继续睡觉。此时如果再睡，就是俗称的回笼觉。

睡回笼觉的危害有很多，也是一种不健康的睡眠方式。现代人的生活忙碌、节奏快，所以往往容易让人在工作之后产生惰性，出现不想起床，或者起床后又回去睡觉的现象。其实，睡回笼觉会打乱人的生物钟。正常人体的内分泌及各种脏器的活动，有一定的昼夜规律。这种生物规律调节着人本身的各种生理活动，使人在白天精力充沛，夜里睡眠安稳。如果平时生活较规律而到假期睡回笼觉，则会扰乱体内生物钟，使激素分泌出现异常。长时间如此，则会精神不振，情绪低落。

所以睡回笼觉是一种打破人体正常作息规律的睡眠方式，对大部分人而言是不可取的，**可造成大脑生物钟紊乱，会导致白天睡不好、晚上睡不着**。把这种习惯改正过来，保持合理的睡眠时间，才能提高睡眠质量。

了解睡眠习惯

080 找到适合自己的睡眠模式

人的睡眠模式不止一种，有人睡6小时精神状态也很好，有人睡够8小时状态也未必好。每个人的睡眠模式都有区别，根据自己的睡眠模式调整作息时间，才有利于改善睡眠。

一般来说，外在环境与内在生物钟模式的吻合，比强迫自己一定要在什么时间段睡觉和醒来对人的影响更好。换句话说，**只要选择适合自己的睡眠模式，睡眠就会好，工作效率也会提高，**不应强制性地把自己变成早睡早起的"百灵鸟"型或是晚睡晚起的"夜猫子"型，这样会扰乱自身的生物钟。如果要调节生物钟，改变作息习惯，也需要做较为详细的计划，并长时间坚持，才会有效果。

现在有不少人提倡早睡早起的生活方式，认为这样有助于提高工作和学习效率。但科学研究也没有发现，早起的人的工作效率和学习能力就一定比其他人强。在平时的生活中，我们应该按照适合自己的睡眠模式来安排学习和工作，而不应该盲目追随某一种潮流。

081 轮班工作需注意调整睡眠

　　轮班工作的人，生物钟常受不规则的工作时间干扰，而且不同的生理功能在昼夜颠倒的情形下，适应速度的快慢也不尽相同，造成整体的生理功能失调，从而影响睡眠质量。**这类人往往在工作一周后，会变得疲惫不堪，许多人因此产生睡眠障碍。**

　　对于这种工作性质的人而言，重要的是调节自己的睡眠规律。具体来说有以下调节方式。

　　当下周要上夜班时，就从今天晚上开始，每天延后1小时上床睡觉，将作息时间慢慢调整成夜班模式。值完夜班回家时可以戴副墨镜，因为人脑会接收到外界光线亮度，并依此判断时间是白天还是黑夜。值夜班的人在天亮的时候下班，脑接收到日光灯、太阳光等光线刺激，无法进入睡眠状态。戴上墨镜会降低眼睛接收到的亮光，让大脑以为此时是黑夜。回到家后可把窗帘放下，尽量保持没有强光的环境，睡觉时可戴上眼罩。对声音较为敏感的人，可准备耳塞，阻绝外界噪声，以帮助安稳入睡。

睡前不要长时间看手机、电脑

睡前长时间玩手机和看电脑不仅会对眼睛造成伤害，引起眼睛干涩、疲劳、重影、视力模糊，甚至会出现头颈疼痛等问题，还会**使大脑处在极度兴奋的状态，严重影响到睡眠质量。**

睡前玩手机，很容易玩起来就忘记了时间，使原本可以达到8小时的睡眠时间，在不知不觉中缩减，这样一来，人体的自我调节和修复时间大大缩短，就会感觉越加疲惫不堪，整个生物钟都会遭到破坏。

研究表明，在床上使用1小时的手机、平板电脑或者其他一些会发出光线的电子产品，会使人们生成褪黑素的总量减少约22%。而一旦人们的褪黑素受到了这种程度的抑制，人的生理周期也将受到影响，直接影响便是让人始终处于浅度睡眠状态，而无法进入深度睡眠，并大大减少了人们的睡眠时间。

所以晚上玩手机、电脑的人，**应在睡前1~2小时关闭手机和电脑，为入睡做好准备。**

083 睡觉时不宜穿戴多余物品

　　睡觉的时候要以最放松的状态入睡。因此，除了穿睡衣之外，睡觉时不宜穿戴多余的物品。这是因为在翻身等原因的影响下，不少穿戴的物品会对睡眠产生影响。

　　平时尽量不要穿袜子睡觉。穿袜子睡觉不利于脚部血液流通和皮肤新陈代谢，容易导致脚的"呼吸"受阻，不利于放松身体，不适感会扰乱睡眠。

　　老年人不宜戴义齿入睡。戴义齿时口腔内有异物感，睡觉时会产生恶心、呕吐感，甚至在睡梦中容易将假牙吞掉，刺破食管旁的主动脉。老年人记忆力在慢慢下降，因此需要家人提醒他们睡觉时拿掉假牙，以免影响睡眠和发生意外。

　　另外，**睡觉时也不宜佩戴手表或首饰。**有些手表有夜光，会产生辐射，在晚上睡觉时可能会刺激双眼，使人产生兴奋的感觉，难以入睡。而有些金属首饰在睡觉翻身的过程中会发出声音，影响睡眠。

　　所以睡觉时还是简单地穿着一套宽松的睡衣，让我们身心都得到放松，安然入睡为好。

采取正确的睡姿

睡姿对一个人的睡眠很重要，好的睡姿可以改善睡眠质量，而不好的睡姿则会造成失眠或加重失眠症状。很多人夜间睡眠质量不好，一觉醒来，觉得头昏眼花、腰酸背痛、疲惫不堪，从而影响第二天的学习和工作。其实这和睡姿有很大的关系。如果睡姿不好，就会影响体内的血液循环，并导致各种不良现象的发生，而良好的睡姿有利于消除疲劳和恢复体力，可以让人血络顺畅，并有很好的精气神。

向右侧卧，微曲双腿，对于大部分人来说是最佳的睡眠姿势。 因为采用右侧卧时，心脏处于高位，不受压迫；肝脏处于低位，供血较好，有利于新陈代谢；胃内食物借重力作用，朝十二指肠推进，可促进消化吸收。这种睡姿有利于全身处于放松状态，使呼吸均匀，心跳减慢，大脑、心、肺、胃肠、肌肉、骨骼得到充分的休息和氧气供给。

不同人群对睡姿的要求也不同，应根据自身身体状况选择适合的睡姿。身体有疾病的人选择适合的睡姿，才不会在半夜因睡姿不当而产生疼痛或者醒来。

　　心脏病和胃病患者应向右侧睡，以减轻心脏输送血液时的负担，并促进胃部的消化和防止胃酸倒流。肺气肿和高血压患者应采用仰卧姿势，抬高头部，以避免呼吸不畅和脑部血流过多。孕妇则不宜仰卧，以避免妊娠子宫对脊柱前方大血管造成压迫，也防止胎儿对胸腔的挤压。患有强直性脊椎炎者，为了预防关节变形、驼背等，最好俯卧，尽量放平脊椎。

085 不要用被子蒙头睡觉

　　蒙头睡觉是种不好的睡眠习惯，切不可为了保暖或防止噪声而把头蒙在被子里睡觉。晚上睡觉的时候，体内各个器官还在不停地运转，需要吸入氧气，呼出二氧化碳。再由血液将新鲜的氧气送到身体各器官，使之正常运转，相互协调。

　　蒙头睡觉时，氧气的供应会因被子的阻隔而受限，因为空气很难进入被窝，被窝里的氧气随着呼吸会越来越少，而二氧化碳却越来越多。在长时间的睡眠过程中，就会导致吸入的氧气不足，器官得不到足够的氧气而无法正常运转，大脑的中枢神经也会受到影响，**致使白天出现疲劳、神经萎靡、乏力、注意力不集中、记忆力减退等症状。**

　　人在夜间睡觉的时候，还会排出许多有害物质，一晚上下来，被子里已充满了有害物质，还有令人不舒服的味道。冬天温度低，室内常紧闭门窗，这样一来空气流动受阻，二氧化碳越积越多，空气也越来越混浊，这时候如果再蒙头睡觉，不仅不利于改善睡眠，对身体也是很大的伤害。

100种简易舒眠法

086 赖床是种坏习惯

不少人都有赖床的习惯，早上睡到很晚，即便醒了也不愿意起床。其实，睡眠时间长不等于睡眠质量好，长期赖床不仅不会缓解身体的疲劳，还会引起失眠。这是因为每天清晨赖床不起，睡眠时间超过十几小时，人体血液中的二氧化碳就会使人昏沉，睡得越久就越觉得困，还会使大脑的供血不足，所以赖床醒来后一般会感到头昏脑涨、精神萎靡。

赖床是睡眠不守时的一种表现，会引起生物钟的紊乱。当生物钟提示你醒来时，就不应该再睡。若赖在床上，生物钟就会被调整，使起床时间往后推，睡觉时间也会往后移，造成晚上该睡的时候没睡意，形成恶性循环。赖床还减少了人与阳光接触的时间，使身体长期处于慵懒的状态，体温也会下降，并分泌出大量的褪黑素——这是一种可促进睡眠的人体激素，会让人一整天都感到昏昏欲睡。

所以在日常生活中，我们应遵守作息时间，并养成良好的生活习惯，**只有保持人体器官正常的昼夜规律，才会使我们在白天精力充沛，晚上睡眠安稳。**

087 非睡眠时间不要待在床上

许多人喜欢在闲暇时间躺在床上看手机、看书、发呆，早上起床后也喜欢先看看手机再起，这是一种不健康的生活方式，会降低睡眠质量，导致浅度睡眠，还会增加赖床的概率。

在非睡眠时间躺在床上会降低睡眠质量，这跟人类的脑功能有关系。因为人脑有一个特点，那就是将"场所"与"行为"联系起来记忆。若在床上思考事情或是看晦涩的书，脑部就会产生在床上要用前额叶思考、要用语言中枢读取文字的反应，并以这样的方式记忆在床上的状态。因此，当人真正想睡觉时，躺在床上前额叶、语言中枢这些与睡眠无关的部位便会自动开始运作。即使你没有特别在思考什么事情，也根本没在看书，睡眠期间的脑部活动仍会受到阻碍，从而产生睡眠障碍。

所以在床上思考事情不要超过15分钟，正如睡不着千万不能躺在床上一样。只有做到这样，才能使大脑深刻意识到床的功能，上床躺下后身体才能很快进入睡眠模式。

100种简易舒眠法

适当运动

用慢跑提高体温

　　运动能使体温升高，还能适度增加疲劳感，利于入睡。在这里要为大家介绍一个**就算体力差的人，也能轻松尝试的有氧运动——"超慢跑"。**

　　这个运动比快走的速度慢一点，不会感到辛苦或痛苦，而且**不需要热身，是非常轻松的运动方式。**超慢跑消耗的热量是走路的两倍，兼具瘦身、改善生活习惯等效果。

　　若能坚持，还可以激活负责思考的大脑额叶。在傍晚到入睡前2小时进行超慢跑，可让体温上升，利于尽快入睡。

超慢跑的方法

- 肩膀放松，轻轻摆动双臂。
- 比快走慢一点，时速约每小时3~5公里。

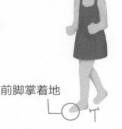

前脚掌着地

步幅约10厘米，为平常走路的半步长

第四章　改变生活习惯，提升睡眠品质

135

089 单脚站立1分钟

对于没有时间每天运动的人，建议做"顺便运动"。比如，**在等待交通工具或红绿灯时，试着单脚站立。**单脚会比两脚站立时多负担2.5倍重量，左右各站1分钟，重复3次，等同于1天走50分钟的运动量，无须特别运动，就能提高运动量。

特别是许多女性常有"畏寒"体质，改善的基本原则就是，**保持身体温暖，训练肌肉，让又冷又硬的肌肉变软。**光是迈开步伐大步地快走，就能增加运动量，还能让髋关节变柔软，增加血流量。

早上爬不起来，或是觉得身体状况不好时，便可通过这样的顺便运动增加肌力，达到改善效果。不搭电梯而改爬楼梯，如果距离不是很远，还可以选择走路上下班，尝试着找到不用勉强自己也能进行锻炼的方法。

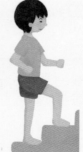

单脚站立   爬楼梯

090　睡前避免剧烈运动

为了打造优质的睡眠，我们可以做一些适宜的运动，但切不可做剧烈运动，这样会造成运动过度，影响睡眠。

晚上锻炼的人以上班族居多，这是因为他们无法在白天运动，只能晚上下班后，去健身房或在室外运动。这样剧烈的运动过后，会满头大汗，然后带着疲惫的身体回到家中。

很多人认为身体处于疲劳状态时更容易入睡，所以不分白天黑夜地剧烈运动，而事实上，只有白天积累的疲劳感更有利于夜晚的睡眠。**晚上并不适宜做剧烈运动，即使身体疲惫，大脑也还处于兴奋状态，对睡眠只有坏处，没有好处。**所以经常在晚上做有一定强度运动的人，晚上到了睡觉时间反而无法熟睡，白天却非常想睡。这是因为运动会使体温升高，而睡眠需要身体降温。

因此，临近入睡时应该避免做剧烈运动和大量出汗。睡前肢体处于兴奋状态，体温过高，都会降低睡眠质量。通常，睡前6小时内应停止剧烈运动。

合理安排饮食

对睡眠有益的食物

在饮食选择上，只要选择**对健康有益的食物，睡眠品质就会变好。**一般来说，对健康有益的食物为**五谷杂粮加上鱼肉蛋奶，以及蔬菜水果。**五谷杂粮的主要营养成分是碳水化合物，其次是植物蛋白质；鱼肉蛋奶能够为人体提供蛋白质，并补充人体必需的氨基酸；蔬菜水果含有丰富的维生素、无机盐和纤维素。

要保证从食物中摄取足够的维生素。饮食中缺乏B族维生素（特别是维生素B_3、维生素B_6和维生素B_{12}）会产生睡眠问题。鲑鱼、沙丁鱼富含多种B族维生素；鸡肉、三文鱼和黑米富含维生素B_3；麦芽、烤土豆富含维生素B_6；牛肝肾、猪心、奶酪富含维生素B_{12}。食用富含镁元素的食物，如鳄梨、香蕉、花生酱、坚果等，可以改善睡眠，减少苏醒的次数。

脱水是睡眠质量差的原因之一，记住睡前要多补水。多喝水也许对改善睡眠的效果不明显，但是它能补充人体必需的水分，对健康有益，并最终有益于睡眠。

100种简易舒眠法

睡前不要吃太饱

晚餐比较接近睡眠时间，且人体活动减少，如果进食太多，反而会影响睡眠质量，且容易导致脂肪堆积。但对于多数家庭来说，晚餐是全家人相聚共享天伦的一餐，这一餐大多非常丰盛，人也往往会在不知不觉中摄入较多的热量，会增加消化系统的负担，影响健康。为健康着想，晚餐的进食量可适量减少，以七分饱为宜，食物也最好以素食为主，**多吃蔬菜水果，适当喝些粥或清淡的汤，少吃荤腥、油腻的食物，尤其要忌食煎烤的肥腻食物**。同时，晚餐尽量在晚上8点之前吃完。

不过，对于一些上班族来说，偶尔会出现加班、应酬等情况。在这种情况下，不妨多关注食物的种类，尽量多吃清淡易消化的食物，如果进餐时间安排在晚上8点之后，可以在正常的进餐时间吃一点燕麦片、水果、坚果等食物，以避免就餐时进食过多而影响夜间睡眠。

093 睡前喝牛奶

睡前喝一杯温牛奶可以帮助快速入眠，不过喝牛奶也有一些讲究。例如，不宜空腹喝牛奶；牛奶最好在睡前半小时左右饮用；牛奶加蜂蜜，助眠效果更好……

空腹喝牛奶不易消化和吸收。这是因为牛奶中的蛋白质要经过胃肠的分解形成氨基酸后才可以被人体吸收，而在空腹状态下，胃肠道的排空速度很快，喝进去的牛奶还没有来得及消化就进入了大肠。因此，想要发挥牛奶的助眠功效，喝牛奶时最好搭配适量淀粉类食物，如馒头、面包、米粥等同食，有利于消化吸收。

牛奶和蜂蜜都是助眠的良好食物，如果能将此二者搭配食用，助眠效果就更好了。有外国学者研究发现，**睡眠不好的人可以晚上喝适量的牛奶加蜂蜜，助眠效果甚至比一些催眠药更好**。睡眠不佳的朋友不妨试试。

睡前半小时喝牛奶，可以和晚餐的消化时间错开，半小时后困意来临，此时更易入眠。如果喝完牛奶就睡，会增加半夜起床去厕所的次数，反而会影响睡眠质量。

094 细嚼慢咽更助眠

对于人体来说，进食（摄取营养）和睡眠是两个非常关键的过程。进食能为我们提供能量，睡眠则给机体以休息、恢复的时间。这两个过程之间又是相互影响、相互制约的。

比如，吃得太多可能会影响睡眠，因为胃部食物囤积太多、蠕动缓慢。人在胃部有饱胀感的时候是很难入睡的。而睡眠不足也会反过来影响人的食欲，导致食欲缺乏等，如此形成恶性循环，对人体健康极为不利。

我们可能不知道，唾液对于人体的影响是至关重要的，被誉为身体的"健康巡逻队"。咀嚼并不仅仅是为了咽下坚硬的食物，关键是能产生大量的唾液。**当细嚼慢咽时，食物与唾液充分结合，能帮助和促进食物消化。**

因此，为了有一个好睡眠，应该养成吃饭时细嚼慢咽的习惯。减轻胃肠道的消化负担，让肠胃在一个轻松的环境中发挥自己的功能，从而消除饱胀感，更易入睡。

洗浴与睡眠

095 睡前洗澡不宜太晚

　　洗澡不仅可以帮助我们清除身体的汗垢油污，还可以促进血液循环，放松身心，改善体质，好处很多。不过想要洗得健康，洗澡时间的选择也很重要。

　　晚上洗澡宜早一点。洗完就睡，不利于睡眠。有研究发现，临睡前任何使人体温度升高的活动，都可能影响正常睡眠，因为只有当人的体温降到特定温度时，才会安然入睡。一般来说，晚上洗澡宜在睡前2小时进行。因为睡眠往往在体温下降后来临，热水浴会使人体温升高，进而推迟大脑释放出"睡眠激素"。如果在睡前2小时洗澡，等到临睡时，体温则刚好降到适宜睡眠的温度。

　　因工作或学习繁忙，只能在入睡前洗澡的人，可以在浴后用湿毛巾冷敷额头5分钟，让体温回落到正常水平，再入睡。平时洗完澡后可以躺在床上吃个苹果、喝杯热牛奶，或者看会书、听音乐来放松身体，这样到一定的时候，人自然就会产生睡意，当我们躺下时，可以舒舒服服睡一个高质量的好觉，第二天精神百倍，对身体十分有益。

泡澡用温水

　　睡前用温水泡澡可以促进肌肉放松和血液循环，提升睡眠品质。泡澡的水温不宜过高，热水虽可以让人浑身轻松，但容易引起口渴和焦躁情绪。冬日长时间洗热水澡，会引起表层毛细血管扩张，导致血压突然下降，脑和心脏供血不好，严重的还会导致晕厥。女性在月经期间更要避免泡热水澡，否则容易引起出血和盗汗，影响睡眠。

　　一般而言，**泡澡水温以夏天时38~40℃、冬天时39~41℃为佳**。悠闲地泡上15分钟，不仅体温会上升，精神也能得到放松。还可放入沐浴剂，以提高保温效果，使水温不易冷却。

　　早上起床后，也可以用水温稍微低一点的水沐浴，能让人振作精神，提高夜间睡眠的满意度。

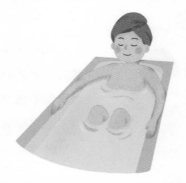

因为太累而没有力气泡澡，或是月经期而不能泡澡，**建议用手浴代替泡澡。**

手浴和足浴，需使用42℃左右的热水进行。手的位置离心脏很近，温暖的血液可立即到达心脏，快速温暖全身。浸泡时水位要超过手腕以上并持续10分钟左右，直至全身感到温暖为止。手浴只需在厕所的洗脸台放水，无论是在家还是出差都能轻松进行，冬天水变冷时，也能轻松地重新注入热水。

压力较大时，强烈推荐进行手浴。手被称为"第二大脑"，大脑紧张时，手会变得又冷又僵。这是因为手上布满了神经，其中有许多神经是直接和大脑相连的。

手腕伸展

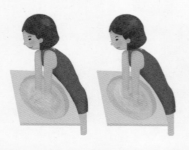

感觉身体变得温暖后，可参照图片，试着做手腕伸展。 通过手浴可缓解压力，利于顺利进入睡眠。

植物、香氛与睡眠

098 卧室养植物有讲究

卧室里放置一些植物，可以让整个房间生意盎然，充满生机，还能够修身养性和净化空气。但是卧室放置植物可是有讲究的，不是什么植物都能放于卧室内，放置不当有可能会影响睡眠质量和身体健康。

白天的时候，植物会进行光合作用，吸收二氧化碳并释放氧气。但是到了晚上，植物会吸收氧气并释放二氧化碳。**如果卧室内摆放着大量植物，就会减少室内的氧气量，从而使睡眠中的人感到憋闷，影响正常睡眠。**

而有些植物在晚间只释放少量的二氧化碳，适合放置于卧室中。比如仙人掌等原产于热带干旱地区的多肉植物，其肉质茎上的气孔白天关闭，夜间打开，在吸收二氧化碳的同时制造氧气，使室内空气中的负离子浓度增加，利于睡眠。

099 薰衣草选择

　　即使闻了对睡眠有效的薰衣草香氛，也感受不到安眠的效果，或许是因为这并不是真正的薰衣草。

　　要选择乙酸芳樟酯含量在30%以上（具有镇静效果）的薰衣草。"穗状薰衣草""头状薰衣草""醒目薰衣草"等种类所含的乙酸芳樟酯较低，无助眠效果。薰衣草具有**镇痛、镇静、安眠、抗菌、调经、降低血压**等功效。但是，要注意低剂量使用。另外，患有气道高压性疾病及哮喘病的人，不要轻易使用精油。

　　现代芳香疗法的起源，据说是法国调香师盖特佛赛在一次实验中被烫伤，于是就近拿了薰衣草精油来涂抹，令人惊讶的是，伤口居然很快就痊愈了。在这之后便有了精油药理功效的研究。

　　睡前在纸巾上滴1滴精油，放在枕边。若使用专门的扩香器更能享受到香氛的乐趣。泡澡时，可在1大匙粗盐里放入3~5滴精油。若直接倒入热水，精油会浮在水面上，对皮肤的刺激比较大，使用上要注意。

100种简易舒眠法

下面介绍5种精油的配方和有效的使用方法。

薰衣草

✦ 清爽的花香

- 有助于深层放松和安眠。
- 能减缓头痛、肌肉酸痛、生理痛并提高免疫力。
- 用于烫伤的紧急处置。
- 使用期限为开瓶后1年。

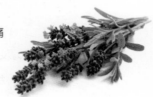

尤加利

✦ 香气清新并带有清凉感

- 能够兴奋神经、提神醒脑、集中注意力。
- 可缓解鼻塞、花粉症、感冒、咽喉肿胀等症状。
- 能防止细菌增生、舒缓发炎症状。
- 使用期限为开瓶后1年。

薄荷

✿ 清新的香气

- 有助于舒缓身心，可安抚愤怒与恐惧的状态。
- 能缓解宿醉的呕吐感、鼻塞、花粉症。
- 能舒缓晒伤、发痒、蚊虫叮咬的症状。
- 使用期限为开瓶后1年。

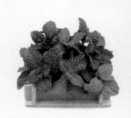

天竺葵

✿ 犹如玫瑰般的花香

- 安抚焦虑、抑郁、沮丧等情绪，缓解心理压力。
- 能缓解水肿、生理痛、经前期综合征、更年期等症状。
- 能帮助清洁皮肤。
- 使用期限为开瓶后1年。

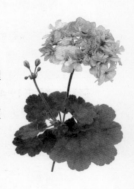

甜橙

✿ 散发果实原有的香甜芬芳

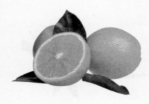

- 有助于放松心情、进入深度睡眠。
- 可改善拉肚子、便秘、没有食欲的症状。
- 可调整肌肤状态。
- 使用期限为开瓶后1年。

100种简易舒眠法

具有清凉感的薄荷精油和尤加利精油，适合在早晨或白天单独使用。若与有镇静作用的精油调和，可缓和烦闷感，也能改善感冒、花粉症的症状，帮助夜晚入睡。

薄荷精油能让体温下降，也可活用于夏天助眠。单独使用可让头脑清醒，在薰衣草精油、天竺葵精油内放入1滴薄荷精油，能让睡眠更加舒爽。

香氛用具

✦ 熏香炉

- 利用蜡烛的热度加热精油，随着蒸汽一起散发香气。
- 材料：精油1~4滴、熏香炉、熏香烛台、蜡烛。
- 使用方法：在上方容器内加入约七分满的冷水或热水后，滴入精油。依空间的大小加入1~4滴精油即可享受熏香。

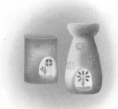

✦ 插电式熏香灯

- 利用灯泡热量扩散精油香气。安全系数比用火高，可以安心使用。
- 材料：精油1~4滴、插电式熏香灯。
- 使用方法：在上方容器内加入约七分满的冷水或热水后滴入精油。依空间的大小加入1~4滴精油即可享受熏香。

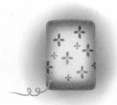

揭开睡眠奥秘
呵护身心健康

 扫描本书二维码，获取以下正版专属资源

图书随身听

畅享听书乐趣
学习舒眠方法

睡眠自测表

快速自测评估
寻找睡眠问题

睡眠通识课

破解睡眠障碍
保护身心健康

- ✓ **睡眠记录册**：打卡记录，养成良好睡眠习惯
- ✓ **健康交流群**：专属社群，交流阅读心得体会
- ✓ **好书来推荐**：精选书单，收获更多健康知识

扫码添加智能阅读向导
帮你获得高质量睡眠